YAOSHITONGYUAN
ZHONGYAO JIANBIE TUDIAN

药食同源
中药鉴别图典

程卫东　王彩霞 | 主编

化学工业出版社

·北京·

内容简介

本书以国务院卫生行政部门公布的药食同源的物质为主,详细介绍它们的来源、别名、性味功效、药典与标准、形态特征、餐饮举例等,整理相关文献,并配有高清药材植物图及饮片图。本书梳理了药食同源中药的基源、鉴别、品种沿革及其与实际应用的关系,图文并茂,简明实用,适用于中医学、中药学、食品学专业等相关专业的教师、学生和研究人员阅读,也可供中医药产业等决策者、大健康领域的创业者及中草药爱好者参考。

图书在版编目（CIP）数据

药食同源中药鉴别图典 ／ 程卫东,王彩霞主编.
北京 : 化学工业出版社,2024. 7. -- ISBN 978-7-122
-46261-9

Ⅰ. R282.5-64

中国国家版本馆CIP数据核字第20241WZ377号

责任编辑：满孝涵　　　　　　　装帧设计：史利平
责任校对：王鹏飞

出版发行：化学工业出版社
　　　　　（北京市东城区青年湖南街13号　邮政编码100011）
印　　装：北京瑞禾彩色印刷有限公司
787mm×1092mm　1/16　印张15½　字数260千字
2024年8月北京第1版第1次印刷

购书咨询：010-64518888　　　售后服务：010-64518899
网　　址：http://www.cip.com.cn
凡购买本书,如有缺损质量问题,本社销售中心负责调换。

定　　价：59.80元　　　　　　　　版权所有　违者必究

编写人员名单

主　审　马　骥　胡芳弟

主　编　程卫东　王彩霞

副主编　冯胜利　华　玥　刘　怡　叶深溪　徐晔春

编　者（按姓氏笔画顺序）

王彩霞（甘肃卫生职业学院）

叶深溪（南方医科大学）

冯胜利（甘肃省食疗药膳专业委员会）

华　玥（南方医科大学）

刘　怡（南方医科大学）

徐晔春（广东省农业科学院环境园艺研究所）

郭彭亮（甘肃卫生职业学院）

程卫东（南方医科大学）

曾一泜（兰州佛慈医药产业发展集团有限公司）

谢兴文（甘肃中医药大学附属医院）

序

在浩渺的中华文化宝库中，中医药学以其深厚的底蕴和独特的理论体系，闪耀着璀璨的光芒。其中，"药食同源"理念承载着古人对自然与生命的深刻理解和尊重，这一理念认为，许多食物不仅滋养身体，同时也具有调理疾病、增强体质的药用价值。本书便是基于这一理念，以图文并茂的形式，系统介绍药食同源中药知识，为广大读者提供一本集科学性、实用性、文化性于一体的药食同源中药学习工具书。

自从有了人类，食疗就在人们的日常生活中占据了重要地位。在原始社会，人们通过食用某些动植物来治疗疾病和增强体力，这是"药食同源"思想的最初体现。我国最早有关食疗的记载是在商朝，商汤时的宰相伊尹创立了汤液，为食疗的发展奠定了基础。在西周时期，"食医"作为宫廷医生的一种，专门负责调配王室贵族饮食的寒温、滋味、营养等，初步体现了药食同源的思想。随着中医典籍的不断发展，"药食同源"的思想得到了更深入的阐述，《黄帝内经》明确提出了食物与药物相结合的理念，强调饮食调养在保持健康和治疗疾病中的重要作用。唐朝时期的《黄帝内经太素》中写道："空腹食之为食物，患者食之为药物"，进一步明确了"药食同源"思想。

近年来，"药食同源"理念越来越受到重视，不仅在中医药领域，还在食品、文化、旅游、农林园艺等多个行业产生了深远影响，政府、学术界和社会其他各界都在积极推动药食同源中药的研究和应用。药食同源中药业的发展首先有赖于稳定、良好的中药资源，健康的中药资源的发展与我国中医药事业的可持续发展直接相关。但如今随着社会对中药材的需求激增，野生中药资源尤其是道地中药材锐减，药材质量下降，道地药材主产区变迁，我国药食同源中药资源正面临着野生资源渐趋枯竭、部分中药材濒危、人工栽培中药资源品质下降、质量不稳定等诸多问题。在此背景下，药食同源中药"品、质、性、效、用"系统研究已成为我国中医药事业可持续发展的现实需要。

在传统中医药的特色和优势与现代科学研究相融合的基础上，对药食同源中药进行系统研究，运用系统中药"品、质、性、效、用"一体化研究方法，综合现有研究基础，集中药学、食品学、生态学、生物学、植物学、地理学、农学等相关现代学科，系统地开展包括药食同源中药材的来源、原植物、常用别名、性味功效、药典与标准、药材性状、文献记载、形态特征等为主要内容的整体研究，为药食同源中药现代化提供发展源泉。药食同源中药"品、质、性、效、用"一体化研究是以药食同源中药研究的现代化、标准化、国际化为目标的，药食同源中药研究过程中信息的积累和应用将为可持续利用的药食同源中药资源的保护及药食同源中药活性筛选提供研究基础，药食同源中药材的品、质是药食同源中药药性、功效和临床应用的物质基础，以中药资源为依托的中药道地性、安全性是药食同源中药品质的核心，进行药食同源中药"品、质、性、效、用"的整体认识研究，对药食同源中药的道地性及科学内涵、药食同源中药资源濒危机制及可持续利用对策、药食同源中药安全性等方面研究均需逐步开展。

程卫东博士为南方医科大学教授、博士生导师，多年致力于中药材"品、质、性、效、用"一体化系统研究，如今，他带领团队成员开展药食同源中药一体化系统研究的探索，即将付梓的《药食同源中药鉴别图典》一书，对药食同源中药进行了系统而全面的梳理，为药食同源中药的深入研究提供了良好的范例。

本书收载了国家卫生行政部门公布的109种药食同源中药，通过高清图片展示其形态特征，并配以简洁明了的文字说明，介绍每种药食同源中药的来源、原植物（原动物）、常用别名、性味功效、药材性状、药典与标准及相关文献记载。同时,该书也关注药食同源中药在现代生活中的实际应用,列举了一些药食同源中药的餐饮实例,以满足广大读者对药食同源中药知识实际应用的需求。

希望为本书编写付出辛勤劳动的专家和学者在广大读者的支持和关注下,在药食同源中药研究道路上共同前行,传承和发扬中医药文化,为护佑生命健康贡献力量!

薛兴贵 2024.7.10

前　言

　　《药食同源中药鉴别图典》重点收载了国家卫生行政部门分别在 2002 年、2019 年和 2023 年发布的药食同源中药共计 109 种。其中,包括 2002 年首批公布的八角茴香、山药、山楂、肉桂、桃仁、菊花、桑叶、黑芝麻、蒲公英、酸枣仁等,2019 年公布的当归、山柰、西红花、草果、姜黄、荜茇等(同时包含 2014 年讨论稿中的人参、山银花、芫荽、玫瑰花、松花粉、粉葛、布渣叶、夏枯草等),以及 2023 年批准的党参、肉苁蓉、铁皮石斛、西洋参、黄芪、灵芝、山茱萸、天麻、杜仲叶等中药。

　　本书以简洁的文字说明每种药食同源中药的来源、原植物(原动物)、常用别名、性味功效、药典与标准、药材性状、文献记载、原植物(原动物)形态特征、餐饮举例等,可使药食同源中药的学习者和研究者较快得到一份条理清晰、重点突出的基础资料。并附图 300 余幅,包括生境图、植物特征图,花、果、叶的局部特写图及药材或饮片图,力求较为准确地表达原植物、药材或饮片的基本特征,且在编排上充分体现美感。

　　本书可供中药学、食品学、中医学、本草学、民族药学、中药资源学、植物地理学、植物分类学、植物生态学、植物多样性保护、农业、林业、园林园艺等相关专业的教师、学生、研究人员和中医药产业等政府决策者、大健康领域的创业者及中草药爱好者使用,以期提升对药食同源中药的科学认知,促进药食同源中药的深入研究和产业发展。

目　录

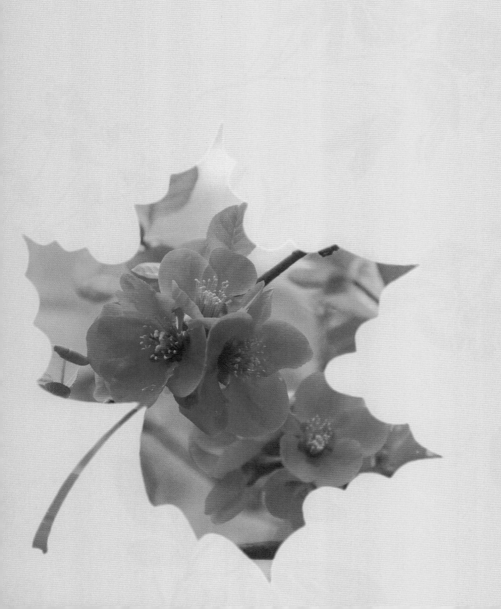

植物类中药

001 丁 香

【来源】桃金娘科植物丁香的干燥花蕾。

【原植物】丁香 *Eugenia caryophyllata* Thunb.。

【常用别名】丁子香、公丁香、雄丁香。

【性味功效】辛,温。温中降逆,补肾助阳。

【药典与标准】《中华人民共和国药典》(2020年版一部),004~005页。国家卫生部2002年首批公布的87种药食同源中药之一。

【药材性状】

本品略呈研棒状,长1~2cm。花冠圆球形,直径0.3~0.5cm,花瓣4,覆瓦状抱合,棕褐色或褐黄色,花瓣内为雄蕊和花柱,搓碎后可见众多黄色细粒状的花药。萼筒圆柱状,略扁,有的稍弯曲,长0.7~1.4cm,直径0.3~0.6cm,红棕色或棕褐色,上部有4枚三角状的萼片,十字状分开。质坚实,富油性。气芳香浓烈,味辛辣、有麻舌感。

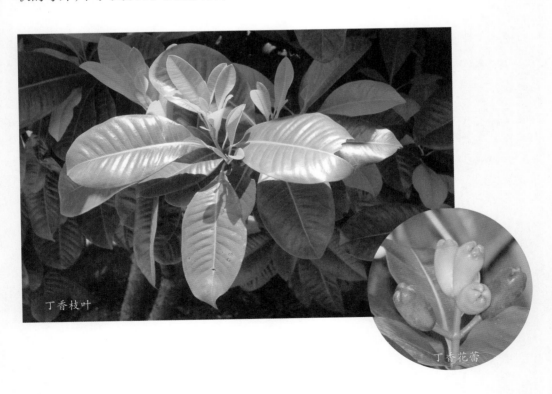

丁香枝叶

丁香花蕾

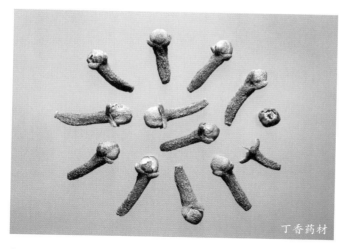

丁香药材

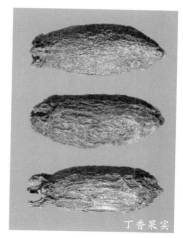

丁香果实

【附注】

当花蕾由绿色转红时采摘,晒干。

【餐饮举例】

玫瑰丁香肉桂茶、丁香苹果酒、柠檬丁香茶、丁香排骨,丁香调味的酱牛肉、秘制卤肉等。

【文献记载】

《中华本草》第5册,第十五卷,646~652页。以丁香(《药性论》)为正名收载。①花蕾(公丁香):辛,温。温中降逆,补肾助阳。②丁香油(干燥花蕾蒸馏所得挥发油):辛、甘,热。暖胃,降逆,温肾,止痛。③丁香露(干燥花蕾的蒸馏液):微辛,微温。温中散寒,理气止痛。④母丁香(果实):辛,温。温中散寒,理气止痛。⑤树皮:辛,温。散寒理气,止痛止泻。⑥枝条:辛,平。理气散寒,温中止泻。

《中药鉴定学》(李家实主编,1996)346~348页。丁香为桃金娘科植物丁香 *Eugenia caryophyllata* Thunb. 的干燥花蕾。原产于印度尼西亚及坦桑尼亚,我国海南、广东有引种。花蕾中含挥发油15%~20%,油中主要成分为丁香油酚。

丁香的干燥果实,又名"鸡舌香"。辛辣,温。温中散寒。

【形态特征】

常绿乔木,高可达12m。单叶对生,革质,卵状长圆形至披针形,长5~12cm。宽2.5~5cm。先端尖,基部狭,全缘,侧脉多数,平行,具多数透明小油点。花顶生,复聚伞花序;萼筒长1~1.5cm,先端4裂,肉质,有油腺;花瓣4,白色带淡紫色,短管状,4裂;雄蕊多数,成4束,与萼片互生;子房下位,3室,胚珠多数。浆果椭圆形,红棕色,顶端有宿存萼片,香气浓郁。

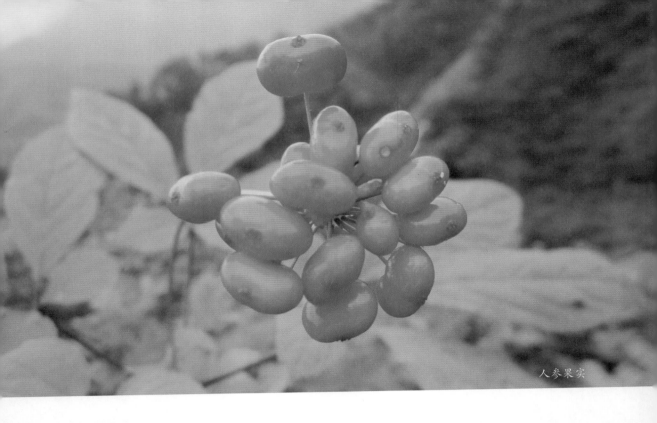

人参果实

002 人 参

【来源】 五加科植物人参的干燥根和根茎。

【原植物】 人参 *Panax ginseng* C. A. Mey.。

【常用别名】 园参、林下参、生晒参。

【性味功效】 甘、微苦,微温。大补元气,复脉固脱,补脾益肺,生津养血,安神益智。

【药典与标准】《中华人民共和国药典》(2020年版一部),008~009页。2014年国家卫计委新增15种药食同源中药之一。

【药材性状】

主根呈纺锤形或圆柱形,长3~15cm,直径1~2cm。表面灰黄色,上部或全体有疏浅断续的粗横纹及明显的纵皱,下部有支根2~3条,并着生多数细长的须根,须根上常有不明显的细小疣状突出。根茎(芦头)长1~4cm,直径0.3~1.5cm,多拘挛而弯曲,具不定根(芋)和稀疏的凹窝状茎痕(芦碗)。质较硬,断面淡黄白色,显粉性,形成层环纹棕黄色,皮部有黄棕色的点状树脂道及放射状裂隙。香气特异,味微苦、甘。

【餐饮举例】

人参麦冬茶、人参大枣茶、参须乌鸡汤等。

【文献记载】

《中华本草》第5册,第十五卷,805~829页。人参始载于《神农本草经》,列为上品。别名神草(《吴普本草》)、百尺杆(《本草图经》)。①根:甘,微苦,微温。大补元气,补脾益肺,生津养血,安神益智。②叶:苦、微甘,寒。解暑祛热,生津止咳。

细支根称"参须",益气,生津,止渴;根茎称"人参芦",升阳举陷;花:补气强身,延缓衰老。

栽培者称"园参";播种在山林野生状态下自然生长的称"林下参"。园参除去支根,晒干或烘干,称"生晒参",如不除去支根晒干或烘干,则称"全须生晒参"。林下参多加工成全须生晒参。真空冷冻干燥法加工人参称"冻干参"或"活性参"。

【形态特征】

多年生草本,高30~70cm,主根肉质,圆柱形或纺锤形,末端多分枝,顶端有一明显的根茎。外皮淡黄色。茎直立,单一。掌状复叶,轮生;通常一年生者1片三出复叶,二年生者1片五出复叶,以后每年递增一叶,最多至6片复叶。复叶有长柄,小叶5片,偶见7片,披针形至卵形,长8~12cm,宽3~5cm,边缘有细锯齿。伞形花序单一,顶生;花小,直径2~3mm;花萼绿色,5齿裂;花瓣5,淡黄绿色;雄蕊5,花丝极短;子房下位,花柱2,基部合生。核果状浆果,熟时鲜红色,种子2粒。花期5~6月,果期7~9月。

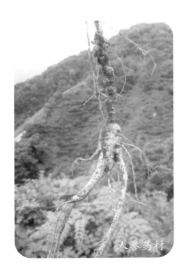
人参药材

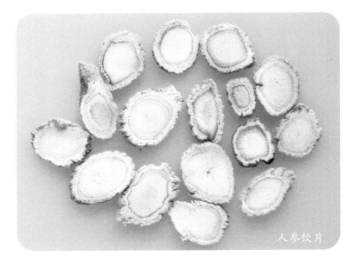
人参饮片

003 八角茴香

【来源】木兰科植物八角茴香的干燥成熟果实。

【原植物】八角 *Illicium verum* Hook. f.。

【常用别名】五香八角、大料、唛角、大茴香。

【性味功效】辛,温。温阳散寒,理气止痛。

【药典与标准】《中华人民共和国药典》(2020年版一部),005页。国家卫生部2012年首批公布的87种药食同源中药之一。

【药材性状】

　　本品为聚合果,多由8个蓇葖果组成,放射状排列于中轴上。蓇葖果长1~2cm,宽0.3~0.5cm,高0.6~1cm;外表面红棕色,有不规则皱纹,顶端呈鸟喙状,上侧多开裂;内表面淡棕色,平滑,有光泽;质硬而脆。果梗长3~4cm,连于果实基部中央,弯曲,常脱落。每个蓇葖果含种子1粒,扁卵圆形,长约6mm,红棕色或黄棕色,光亮,尖端有种脐;胚乳白色,富油性。气芳香,味辛、甜。

【附注】

　　经济树种。果实为著名的调味香料,也供药用,有祛风理气、和胃调中的功效。果皮、种子和叶都含芳香油,称八角茴香油,是化妆品、甜酒、啤酒和食品工业的重要原料。同属其他种类的果实多有剧毒,中毒后严重者可致死亡。

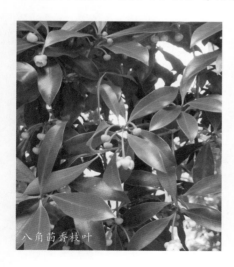
八角茴香枝叶

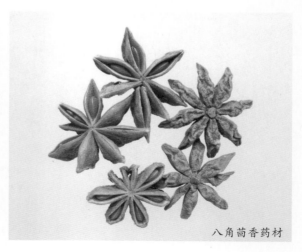
八角茴香药材

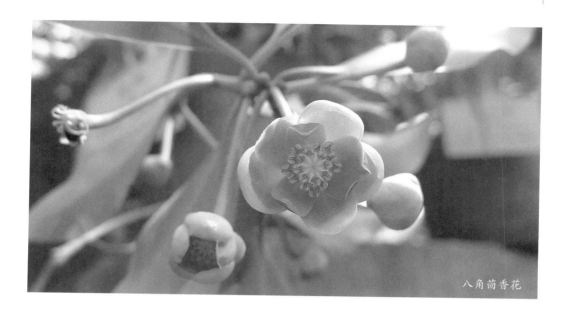

八角茴香花

【餐饮举例】

毛式红烧肉、广式红烧肉、潮州卤味、萝卜牛腩、酱骨头、茶叶蛋等。

【文献记载】

《中国植物志》第三十卷,第一分册,第228~231页。以八角(《本草求原》)为正名收载,别名八角茴香(《本草纲目》)、大茴香、唛角(广西壮语)。主产于广西西部和南部(百色、南宁、钦州、梧州、玉林等地区多有栽培),海拔200~700m,而天然分布海拔可到1600m。桂林雁山和江西上饶陡水镇都已引种,并正常开花结果。福建南部、广东西部、云南东南部和南部也有种植。模式标本采自英国邱园,而邱园的八角采自我国广西北海。

《中华本草》第2册,第六卷,925~928页。以八角茴香(《本草品汇精要》)为正名收载,别名大茴香(《卫生杂兴》)、八角大茴(《本草求真》)、五香、大料(《全国中草药汇编》)。果实入药。味辛、甘,性温;散寒,理气,止痛。

【形态特征】

乔木,高10~15m。叶不整齐互生,革质,倒卵状椭圆形,倒披针形或椭圆形,长5~15cm,宽2~5cm,在阳光下可见密布透明油点;叶柄长8~20mm。花粉红至深红色,单生叶腋或近顶生;花被片7~12,常具不明显的半透明腺点;雄蕊11~14;心皮通常8,在花期长2.5~4.5mm,子房上位。果梗长20~56mm,聚合果,直径3.5~4cm,蓇葖多为8,呈八角形,长14~20mm,宽7~12mm,先端钝或钝尖。3~5月开花,9~10月果熟。

004 刀 豆

【来源】豆科植物刀豆的干燥成熟种子。

【原植物】刀豆 *Canavalia gladiata* (Jacq.)DC.。

【常用别名】大刀豆、刀鞘豆、挟剑豆。

【性味功效】甘,温。温中,下气,止呃。

【药典与标准】《中华人民共和国药典》(2020年版一部),012页。国家卫生部2002年首批公布的87种药食同源中药之一。

【药材性状】

　　本品呈扁卵形或扁肾形,长2~3.5cm,宽1~2cm,厚0.5~1.2cm。表面淡红色至红紫色,微皱缩,略有光泽。边缘具眉状黑色种脐,长约2cm,上有白色细纹3条。质硬,难破碎。种皮革质,内表面棕绿色而光亮;子叶2,黄白色,油润。气微,味淡,嚼之有豆腥味。

【餐饮举例】

　　清炒刀豆、刀豆炒肉、刀豆炖土豆等。

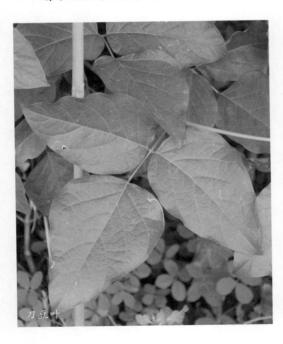
刀豆叶

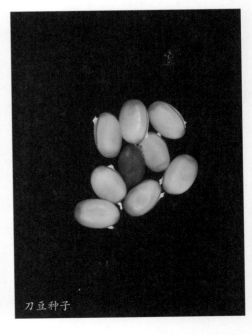
刀豆种子

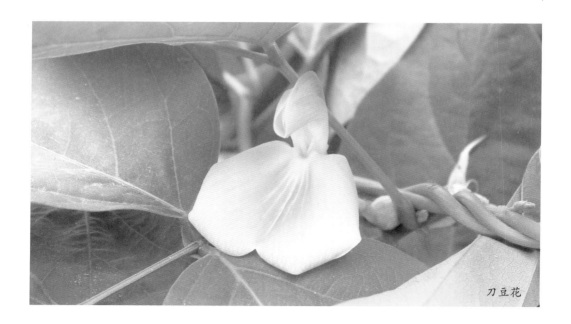

刀豆花

【文献记载】

　　《中国植物志》第四十一卷,208~210页。以刀豆(《本草纲目》)为正名收载,别名挟剑豆(《酉阳杂俎》)。我国长江以南各省区间有栽培。热带亚热带及非洲广布。嫩荚和种子供食用,但须先用盐水煮熟,然后换清水煮,方可食用。本种亦可作绿肥,覆盖作物及饲料。

　　《中华本草》第4册,第十一卷,385~388页。作为刀豆(《滇南本草》)来源之一收载,别名挟剑豆(《酉阳杂俎》)、刀豆子(《滇南本草》)、大刀豆(《分类草药性》)、刀鞘豆(《陆川本草》)、刀巴豆(《四川中药志》)等。种子入药,味甘,性温。温中下气,益肾补元。

【形态特征】

　　一年生缠绕草本,茎长达数米。羽状复叶互生,具3小叶,小叶卵形,长8~15cm,宽8~12cm,侧生小叶偏斜;叶柄常较小叶片为短;小叶柄长约7mm,被毛。总状花序,具长的总花梗,花梗极短,生于花序轴隆起的节上;小苞片早落;花萼长15~16mm,上唇2裂,下唇3裂,齿小;花冠白色或粉红,长3~3.5cm,旗瓣宽椭圆形,翼瓣和龙骨瓣均弯曲,具向下的耳;单体雄蕊,对旗瓣的1枚雄蕊基部离生;子房上位,被毛。荚果带状,略弯曲,长20~35cm,宽4~6cm,离缝线约5mm处有棱;种子椭圆形或长椭圆形,长约3.5cm,宽约2cm,厚约1.5cm,种皮红色或褐色,种脐约为种子周长的3/4。花期7~9月,果期10月。

005 山茱萸

【来源】山茱萸科植物山茱萸的干燥成熟果肉。

【原植物】山茱萸 *Cornus officinalis* Sieb.et Zucc.。

【常用别名】山萸肉、枣皮。

【性味功效】酸、涩,微温。补益肝肾,收涩固脱。

【药典与标准】《中华人民共和国药典》(2020年版一部),29~30页。国家卫生健康委员会、国家市场监督管理总局2023年第9号公告,纳入药食同源名单。

【药材性状】

本品呈不规则的片状或囊状,长1~1.5cm,宽0.5~1cm。表面紫红色至紫黑色,皱缩,有光泽。顶端有的有圆形宿萼痕,基部有果梗痕。质柔软。气微,味酸、涩、微苦。

【餐饮举例】

山茱萸茶、山茱萸红豆粥、山茱萸排骨汤、山茱萸黄芪牛肉汤等。

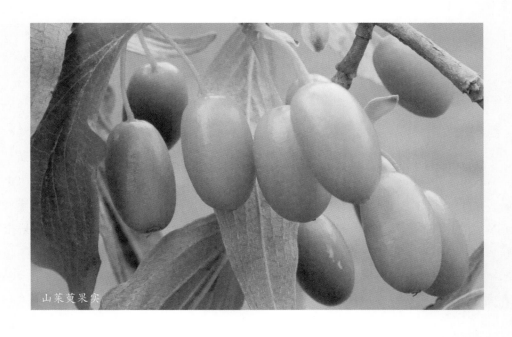
山茱萸果实

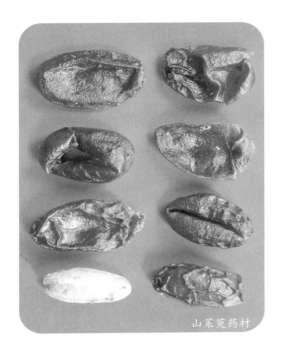

山茱萸药材

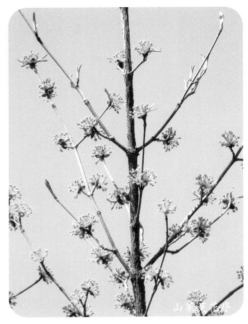

山茱萸花序

【文献记载】

　　《中国植物志》第五十六卷,84页。以山茱萸(《神农本草经》)为正名收载。产于山西、陕西、甘肃、山东、江苏、浙江、安徽、江西、河南、湖南等省。生于海拔400~1500m,稀达2100m的林缘或森林中。本种的果实称"萸肉",俗名枣皮,可供药用,味酸涩,性微温,为收敛性强壮药,有补肝肾止汗的功效。

　　《中华本草》第五册,第十五卷,738~742页。以山茱萸(《神农本草经》)为正名收载。别名蜀枣(《神农本草经》)、山萸肉(《小儿药证直诀》)、实枣儿(《救荒本草》)、枣皮(《会约医镜》)、药枣(《四川中药志》)等。果实入药,味酸,性微温;可补益肝肾,收敛固脱。

【形态特征】

　　落叶乔木或灌木,高4~10m。单叶对生,卵状披针形或卵状椭圆形,长5.5~10cm,宽2.5~4.5cm,全缘。脉腋密生淡褐色丛毛,中脉在上面明显,下面凸起,侧脉6~7对,弓形内弯;叶柄长0.6~1.2cm。伞形花序,花小,两性,先叶开放;花萼裂片4,阔三角形;花瓣4,舌状披针形,长3.3mm,黄色,向外反卷;雄蕊4,与花瓣互生,长1.8mm;花盘垫状,子房下位。核果长椭圆形,长1.2~1.7cm,直径5~7mm,红色至紫红色;核骨质,狭椭圆形,有几条不整齐的肋纹。花期3~4月;果期9~10月。

006 山 药

【来源】薯蓣科植物薯蓣的新鲜或干燥根茎。

【原植物】薯蓣 *Dioscorea opposita* Thunb.。

【常用别名】薯蓣、山芋、怀山药。

【性味功效】甘,平。补脾养胃,生津益肺,补肾涩精。

【药典与标准】《中华人民共和国药典》(2020年版一部),30页;国家卫生部2002年首批公布的87种药食同源中药之一。

【药材性状】

　　毛山药　本品略呈圆柱形,弯曲而稍扁,长15~30cm,直径1.5~6cm。表面黄白色或淡黄色,有纵沟、纵皱纹及须根痕,偶有浅棕色外皮残留。体重,质坚实,不易折断,断面白色,粉性。气微,味淡、微酸,嚼之发黏。

　　山药片　为不规则的厚片,皱缩不平,切面白色或黄白色,质坚脆,粉性。气微,味淡、微酸。

　　光山药　呈圆柱形,两端平齐,长9~18cm,直径1.5~3cm。表面光滑,白色或黄白色。

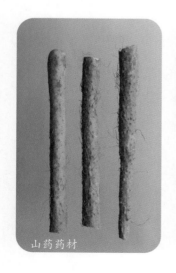

山药药材

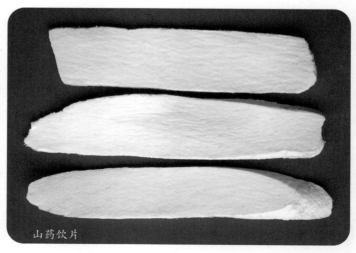

山药饮片

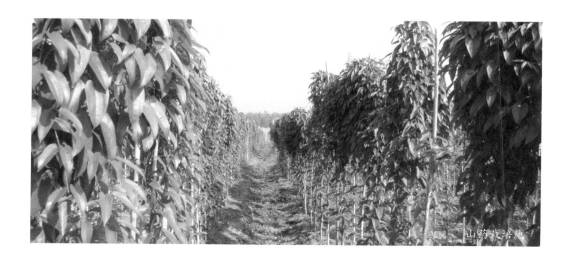

山药栽培地

【附注】

　　冬季茎叶枯萎后采挖，切去根头，洗净，除去外皮和须根，干燥，习称"毛山药"；除去外皮，趁鲜切厚片，干燥，称"山药片"；选择肥大顺直的山药，置于清水中，闷透，切齐两端，用木板搓成圆柱状，晒干，打光，称"光山药"。

【餐饮举例】

　　芥蓝山药、橙汁山药、山药蒸南瓜、山药玉米排骨汤等。

【文献记载】

　　《中国植物志》第十六卷，第一分册，103~105页。薯蓣（《种子植物名称》）分布于东北、河北、山东、河南、安徽淮河以南、江苏、浙江、江西、福建、湖北、湖南、广西北部、贵州、云南北部、四川、甘肃东部、陕西南部等地。生于山坡、山谷林下、溪边、灌丛或杂草中；或栽培。块茎为常用中药"淮山药"，有强壮、祛痰的功效；又能食用。

　　《中华本草》第8册，第二十二卷，241~246页。山药（侯宁极《药谱》），别名薯蓣、山芋（《神农本草经》）、怀山药（《饮片新参》）等。块茎，甘，平。补脾，养肺，固肾，益精。

【形态特征】

　　多年生缠绕草本，块茎长圆柱形，垂直生长，长可达1m多，外皮灰褐色，断面干时白色。茎常带紫红色，右旋。单叶在茎下部互生，中部以上对生，稀3叶轮生；叶片卵状三角形至宽卵形或戟形，变异大，长3~9cm，宽2~7cm，基部心形，边缘常3裂，叶腋内有珠芽。花极小，单性异株，穗状花序；雄花序直立，聚生于叶腋；花被片6，雄蕊6。雌花序下垂，子房下位。蒴果，具3翅。花期6~9月，果期7~11月。

007 山　奈

【来源】姜科植物山奈的干燥或新鲜根茎。

【原植物】山奈 *Kaempferia galanga* L.。

【常用别名】三奈子、三赖、沙姜。

【性味功效】辛,温。温中行气,消食,止痛。

【药典与标准】《中华人民共和国药典》(2020年版一部),30~31页。2014
年国家卫计委新增15种药食同源中药之一。

【药材性状】

　　本品多为圆形或近圆形的横切片,直径1~2cm,厚0.3~0.5cm。外皮浅褐色或黄褐
色,皱缩,有的有根痕或残存须根;切面类白色,粉性,常鼓凸。质脆,易折断。气香特
异,味辛辣。

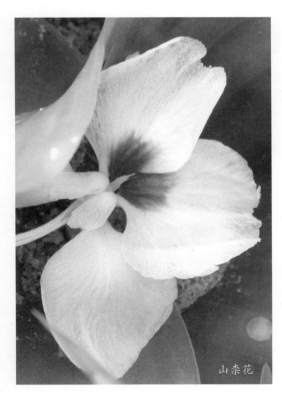

山奈花

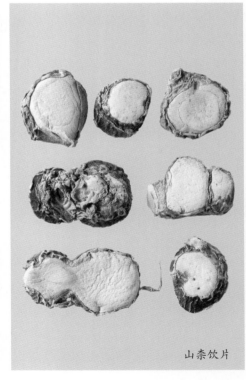

山奈饮片

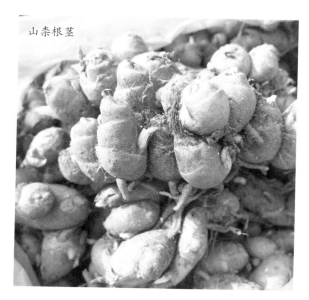

山奈根茎

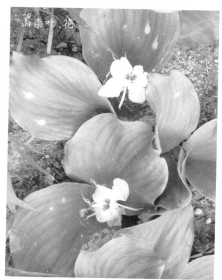

山奈叶、花

【餐饮举例】

沙姜鸡、盐焗沙姜鸡、沙姜猪手等。

【文献记载】

《中国植物志》第十六卷,第二分册,41~42页。以山奈(《本草纲目》)为正名收载,别名沙姜(广东)。我国台湾、广东、广西、云南等省区有栽培。南亚至东南亚地区亦有,常栽培供药用或调味用。根茎为芳香健胃剂,有散寒,去湿,温脾胃,辟恶气的功用;亦可作调味香料。从根茎中提取出来的芳香油,可作调香原料,定香力强。

《中华本草》第8册,第二十三卷,645~647页。以山奈(《本草纲目》)为正名收载,别名三奈子(《海上方》)、三赖(《本草品汇精要》)、山辣(《本草纲目》)、沙姜(《岭南采药录》)等。根茎入药,味辛,性温。温中除湿,行气消食,止痛。

【形态特征】

多年生草本,根茎块状,单生或数枚连接,淡绿色或绿白色,芳香。叶通常2片,贴近地面生长,近圆形,长7~13cm,宽4~9cm,干时叶面可见红色小点,几无柄。花4~12朵顶生,半藏于叶鞘中;花白色,有香味,易凋谢;花萼约与苞片等长;花冠管长2~2.5cm,裂片线形,长1.2cm;侧生退化雄蕊倒卵状楔形;唇瓣白色,基部具紫斑,长2.5cm,宽2cm,深2裂至中部以下;雄蕊1,无花丝,药隔附属体正方形,2裂;子房下位。蒴果。花期8~9月。

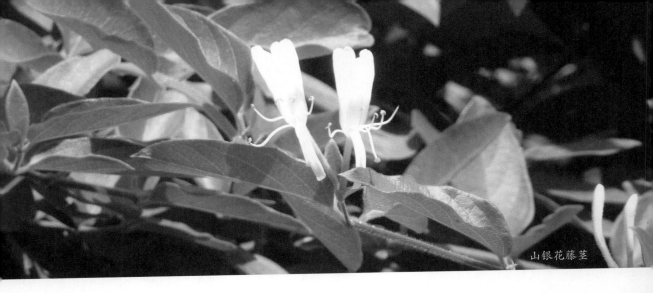

山银花藤茎

008 山银花

【来源】忍冬科植物华南忍冬、红腺忍冬、灰毡毛忍冬或黄褐毛忍冬的干燥花蕾或带初开的花。

【原植物】华南忍冬 *Lonicera confusa* DC.、红腺忍冬 *Lonicera hypoglauca* Miq.、灰毡毛忍冬 *Lonicera macranthoides* Hand. –Mazz.或黄褐毛忍冬 *Lonicera fulvotomentosa* Hsu et S. C. Cheng。

【性味功效】甘,寒。清热解毒,疏散风热。

【药典与标准】《中华人民共和国药典》(2020年版一部),32~33页。2014年国家卫计委新增15种药食同源中药之一。

【药材性状】

    灰毡毛忍冬   呈棒状而稍弯曲,长3~4.5cm,上部直径约2mm,下部直径约1mm。表面黄色或黄绿色。总花梗集结成簇,开放者花冠裂片不及全长之半。质稍硬,手捏之稍有弹性。气清香,味微苦甘。

    红腺忍冬   长2.5~4.5cm,直径0.8~2mm。表面黄白色至黄棕色,无毛或疏被毛,萼筒无毛,先端5裂,裂片长三角形,被毛,开放者花冠下唇反转,花柱无毛。

    华南忍冬   长1.6~3.5cm,直径0.5~2mm。萼筒和花冠密被灰白色毛。

    黄褐毛忍冬   长1~3.4cm,直径1.5~2mm。花冠表面淡黄棕色或黄棕色,密被黄色茸毛。

【餐饮举例】

　　罗汉果五花茶、山银花露、山银花茶等。

【文献记载】

　　《中国植物志》第七十二卷,238~239页。以华南忍冬为正名收载,别名大金银花、山金银花(广西)、土金银花、左转藤(广东)、山银花(广东汕头、海南)、土花、黄鳝花(广东云浮)、土忍冬(广州、广西)。产于广东、海南和广西。本种花供药用,为华南地区金银花的主要品种。

　　《中华本草》第7册,第二十卷,529~536页。华南忍冬、红腺忍冬和黄褐毛忍冬均作为金银花的来源之一收载。花蕾及花,苦,凉;清热解毒。灰毡毛忍冬被置于【附注】项下,其花蕾在部分地区作"金银花"使用。

【形态特征】

　　华南忍冬:半常绿木质藤本,小枝密生卷曲的短柔毛。叶对生,卵形或长圆状卵形,长3~7cm,宽1.5~3.5cm,全缘。花成对腋生,苞片狭细;萼筒密生短柔毛,5裂;花冠长3~4cm,初开时白色,后逐渐变黄,唇形,上唇4浅裂,下唇不裂;雄蕊5;子房下位。浆果球形,熟时黑色。花期4~5月,有时9~10月开第二次花,果熟期10月。

　　红腺忍冬与华南忍冬的主要区别在于:叶下面具橘黄色或橘红色的菰状腺;萼筒无毛;花冠外面疏生微伏毛,常具腺。

　　灰毡毛忍冬与华南忍冬的主要区别在于:叶下面被灰白色或有时带灰黄色毡毛,并散生暗橘黄色微腺毛;萼筒和果实常有蓝白色粉。

　　黄褐毛忍冬与华南忍冬的主要区别在于:幼枝和叶下面密被展开的黄褐色毡毛状弯糙毛。

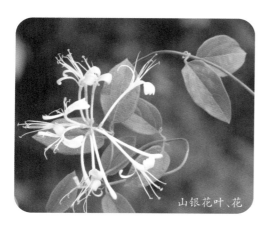
山银花叶、花

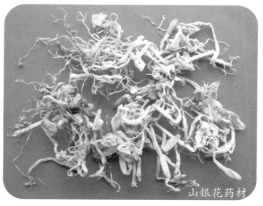
山银花药材

009 山 楂

【来源】蔷薇科植物山楂或山里红的干燥成熟果实。

【原植物】山楂 *Crataegus pinnatifida* Bge.、山里红 *Crataegus pinnatifida* Bge. var. *major* N. E. Br.。

【性味功效】酸、甘,微温。消食健胃,行气散瘀,化浊降脂。

【药典与标准】《中华人民共和国药典》(2020年版一部),33页。国家卫生部2002年首批公布的87种药食同源中药之一。

【药材性状】

本品为圆形片,皱缩不平,直径1~2.5cm,厚0.2~0.4cm。外皮红色,具皱纹,有灰白色小斑点。果肉深黄色至浅棕色。中部横切片具5粒浅黄色果核,但核多脱落而中空。有的片上可见短而细的果梗或花萼残迹。气微清香,味酸、微甜。

【餐饮举例】

山楂片、山楂饴、冰糖葫芦、果丹皮、山楂百合粥等。

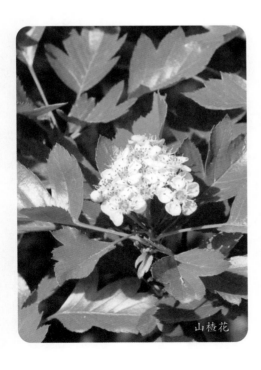

山楂花

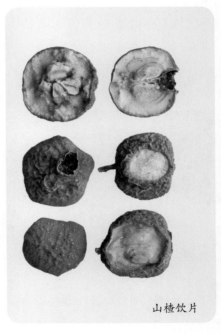

山楂饮片

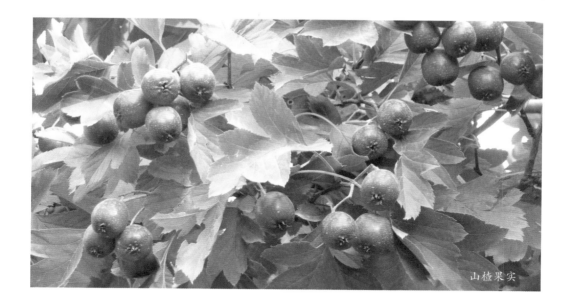

山楂果实

【文献记载】

《中国植物志》第三十六卷，189~190页。产于黑龙江、吉林、辽宁、内蒙古、河北、河南、山东、山西、陕西、江苏。生于海拔100~1500m的山坡林边或灌木丛中。可栽培作绿篱和观赏树，秋季结果累累，经久不凋，颇为美观。幼苗可作嫁接山里红或苹果等砧木。果可生吃或作果酱果糕；干制后可入药。

《中华本草》第4册，第十卷，126~135页。山楂：果实入药，味酸、甘，性微温；消食积，化滞瘀。种子，消食，散结，催生。叶，止痒，敛疮，降压。木材，祛风燥湿，止痒。根，消积和胃，祛风止血，消肿。

【形态特征】

山楂：落叶小乔木，高达6m，树皮粗糙，刺长约1~2cm，有时无刺。单叶互生或在短枝上簇生，宽卵形或三角状卵形，长6~12cm，宽5~8cm，基部截形至宽楔形，有3~5对羽状深裂片，边缘有不规则重锯齿；叶柄长2~6cm，伞房花序，具多花；花5数，白色，直径约1.5cm；萼筒钟状，外面密被灰白色柔毛；雄蕊约20枚，短于花瓣，花药粉红色；子房下位，5室，花柱5。梨果近球形，直径达2.5cm，熟时深红色，有黄白色小斑点，小核3~5。花期5~7月，果期8~10月。

山里红为山楂的变种之一，与山楂的主要区别在于：果较大，直径可达2.5cm，深亮红色；叶片较大，分裂较浅。

010 小茴香

【来源】伞形科植物茴香的干燥成熟果实。

【原植物】茴香 *Foeniculum vulgare* Mill.。

【常用别名】蘹香子、茴香子。

【性味功效】辛,温。散寒止痛,理气和胃。

【药典与标准】《中华人民共和国药典》(2020年版一部),49~50页。国家卫生部2002年首批公布的87种药食同源中药之一。

【药材性状】

　　本品为双悬果,呈圆柱形,有的稍弯曲,长4~8mm,直径1.5~2.5mm。表面黄绿色或淡黄色,两端略尖,顶端残留有黄棕色突起的柱基,基部有时有细小的果梗。分果呈长椭圆形,背面有纵棱5条,接合面平坦而较宽。横切面略呈五边形,背面的四边约等长。有特异香气,味微甜、辛。

【餐饮举例】

　　小茴香馅水饺、小茴香拌豆腐、清炖茴香羊肉等。

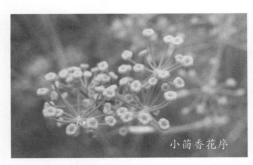
小茴香花序

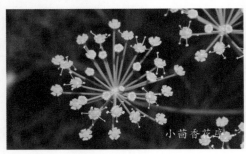
小茴香花序

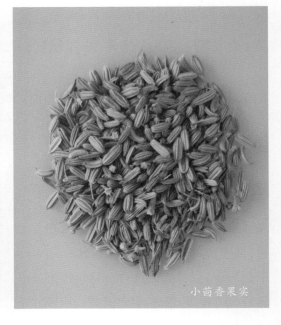
小茴香果实

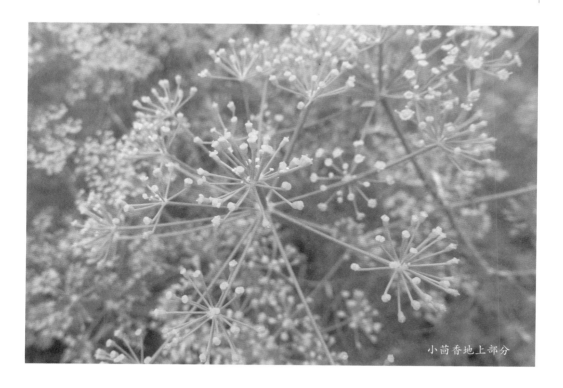

小茴香地上部分

【文献记载】

《中国植物志》第五十五卷,第二分册,213页。以茴香(《本草纲目》)为正名收载,别名蘹蕃(《唐本草》)、小茴香(中药名称)。原产地中海地区。我国各省区都有栽培。嫩叶可作蔬菜食用或作调味品用。果实可入药,有祛风祛痰,散寒,健胃和止痛之效。

《中华本草》第5册,第十五卷,950~955页。以小茴香(《本草蒙荃》)为正名收载,别名蘹香(《药性论》)、蘹香子(《新修本草》)、茴香子(《开宝本草》)等。果实,辛,温;温肾暖肝,行气止痛,和胃。茎叶,甘、辛,温;理气和胃,散寒止痛。根,辛、甘,温;温肾和中,行气止痛,杀虫。

【形态特征】

多年生草本,有特殊香气。茎直立,高0.4~2m,灰绿色或苍白色,多分枝。叶轮廓为阔三角形,长4~30cm,宽5~40cm,4至5回羽状全裂,末回裂片线形,长1~6cm,宽约1mm,叶柄一部或全部成鞘状。复伞形花序顶生或侧生;花序梗长5~25cm,伞辐6~29,不等长;无总苞片和小总苞片;小伞花序具花14~39;花小,两性,5数;花瓣黄色,顶端有内折的小舌片;子房下位,花柱基圆锥形,花柱甚短。双悬果卵状长圆形,分果有5条纵棱,每棱槽中油管1,合生面油管2。花期5~6月,果期7~9月。

011 小　蓟

【来源】 菊科植物刺儿菜的干燥地上部分。

【原植物】 刺儿菜 *Cirsium setosum* (Willd.)MB.。

【常用别名】 刺蓟、牛扎口、马刺秸。

【性味功效】 甘、苦，凉。凉血止血，散瘀解毒消痈。

【药典与标准】《中华人民共和国药典》(2020年版一部)，50~51页。国家卫生部2002年首批公布的87种药食同源中药之一。

【药材性状】

本品茎呈圆柱形，有的上部分枝，长5~30cm，直径0.2~0.5cm；表面灰绿色或带紫色，具纵棱及白色柔毛；质脆，易折断，断面中空。叶互生，无柄或有短柄；叶片皱缩或破碎，完整者展平后呈长椭圆形或长圆状披针形，长3~12cm，宽0.5~3cm；全缘或微齿裂至羽状深裂，齿尖具针刺；上表面绿褐色，下表面灰绿色，两面均具白色柔毛。头状花序单个或数个顶生；总苞钟状，苞片5~8层，黄绿色；花紫红色。气微，味微苦。

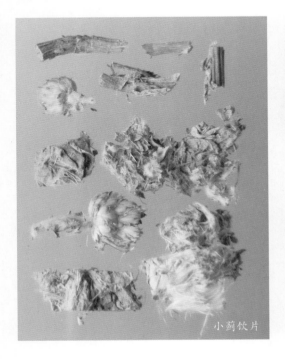
小蓟饮片

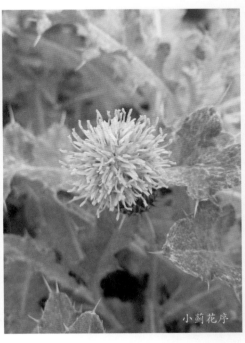
小蓟花序

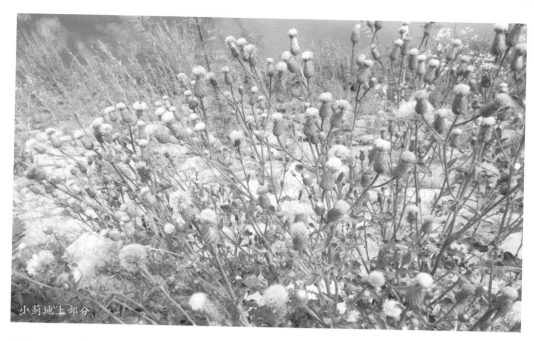

小蓟地上部分

【餐饮举例】

小蓟茶、小蓟煲排骨。

【文献记载】

《中国植物志》第七十八卷,第一分册,127~129页。以刺儿菜为正名收载,别名大蓟、小蓟、大小蓟、野红花(浙江)、大刺儿菜。除西藏、云南、广东、广西外,几遍全国各地。分布平原、丘陵和山地。生于山坡、河旁或荒地、田间,海拔170~2650m。

《中华本草》第7册,第二十一卷,782~785页。以小蓟为正名收载,别名青刺蓟、刺蓟菜(《救荒本草》)、刺儿菜(《本草纲目拾遗》)、小刺盖(《中药志》)等。全草或根入药;味甘、微苦,性凉;凉血止血,清热消肿。

【形态特征】

多年生草本,高30~80cm。茎直立,绿色或带紫色条纹,有纵沟,上部有分枝。基生叶和中部叶椭圆形、长椭圆形或椭圆状倒披针形,长3~12cm,宽0.5~3cm,几无柄;上部茎叶渐小,椭圆形或披针形或线状披针形,或全部茎叶不分裂,叶缘有细密的针刺,针刺紧贴叶缘。或叶缘有刺齿,齿顶针刺大小不等;全部叶两面同色,下面被稀疏或稠密的绒毛。头状花序单生茎端,稀排成伞房状;总苞直径1.5~2cm;总苞片约6层,覆瓦状排列;小花紫红色或白色,雌花花冠长约2.4cm;两性花冠长约1.8cm,檐部长6mm,聚药雄蕊,子房下位。瘦果淡黄色,椭圆形或偏斜椭圆形,压扁,长3mm,宽1.5mm,顶端斜截形。冠毛污白色,多层,整体脱落。花果期5~9月。

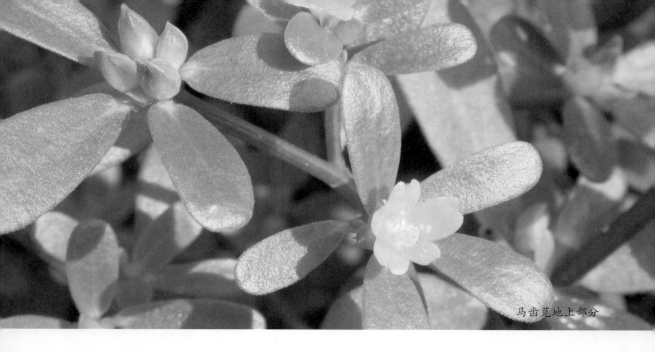

马齿苋地上部分

012 马齿苋

【来源】 马齿苋科植物马齿苋的新鲜或干燥地上部分。

【原植物】 马齿苋 *Portulaca oleracea* L.。

【常用别名】 马齿菜、瓜子菜、长命菜。

【性味功效】 酸,寒。清热解毒,凉血止血,止痢。

【药典与标准】《中华人民共和国药典》(2020年版一部),51~52页。国家卫生部2002年首批公布的87种药食同源中药之一。

【药材性状】

本品多皱缩卷曲,常结成团。茎圆柱形,长可达30cm,直径0.1~0.2cm,表面黄褐色,有明显纵沟纹。叶对生或互生,易破碎,完整叶片倒卵形,长1~2.5cm,宽0.5~1.5cm;绿褐色,先端钝平或微缺,全缘。花小,3~5朵生于枝端,花瓣5,黄色。蒴果圆锥形,长约5mm,内含多数细小种子。气微,味微酸。

【附注】

食用马齿苋必须焯水。

【餐饮举例】

凉拌马齿菜、马齿菜馄饨、马齿苋菜粥等。

【文献记载】

《广东植物志》第二卷，91页。马苋苋，别名五行草(《图经本草》)、长命菜(《本草纲目》)、肥猪菜(澄迈)、老鼠耳、酸甜菜。分布几遍全国，常生于旷地、路旁和园地。茎叶可作蔬菜及饲料，亦为常用草药。

《岭南采药录》108~109页。马齿苋，一年生，草本，茎带赤色，平卧于地上，分枝甚多，叶小倒卵形，厚而柔软，夏日枝梢开小花，花五瓣，黄色，结小尖实，中有细子如葶苈子，令市上所售，以之作蔬食者，叶甚薄，亦名马齿苋，此叶厚而软者，反呼为瓜子菜，入药以此为佳，味酸，性寒，无毒，清热解毒，散血消肿。

《中华本草》第2册，第六卷，754~758页。以马齿苋(《本草经集注》)为正名收载，别名马齿草(《雷公炮炙论》)、马齿菜、瓜子菜、长命菜等。全草入药，酸，寒；清热解毒，凉血止痢，除湿通淋。

【形态特征】

一年生草本。茎平卧或铺散，多分枝，圆柱形，淡绿色或带暗红色。叶互生或近对生，叶片扁平肥厚，倒卵形，长1~3cm，宽0.5~1.5cm，全缘，叶柄粗短。花无梗，直径4~5mm；萼片2，绿色；花瓣5，黄色；雄蕊8~12；子房半下位。蒴果卵球形，长约5mm。种子多数，黑褐色，有光泽。花期5~8月，果期6~9月。

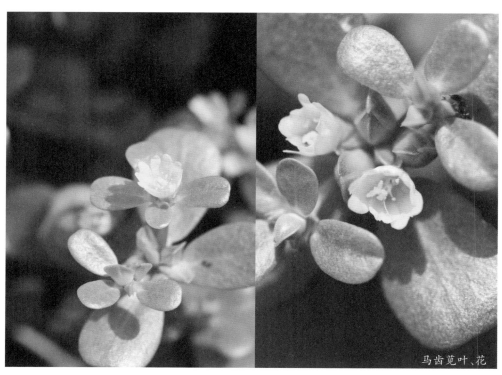

马齿苋叶、花

013 天 麻

【来源】 兰科植物天麻的干燥块茎。

【原植物】 天麻 *Gastrodia elata* Bl.。

【常用别名】 赤箭、神草、定风草。

【性味功效】 甘,平。息风止痉,平抑肝阳,祛风通络。

【药典与标准】《中华人民共和国药典》(2020年版一部),59~60页。国家卫生健康委员会、国家市场监督管理总局2023年第9号公告,纳入药食同源名单。

【药材性状】

　　本品呈椭圆形或长条形,略扁,皱缩而稍弯曲,长3~15cm,宽1.5~6cm,厚0.5~2cm。表面黄白色至黄棕色,有纵皱纹及由潜伏芽排列而成的横环纹多轮,有时可见棕褐色菌索。顶端有红棕色至深棕色鹦嘴状的芽或残留茎基;另端有圆脐形疤痕。质坚硬,不易折断,断面较平坦,黄白色至淡棕色,角质样。气微,味甘。

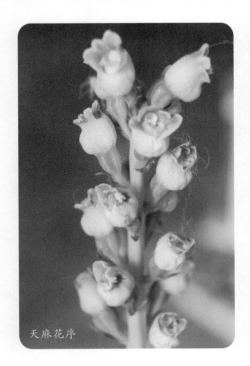
天麻花序

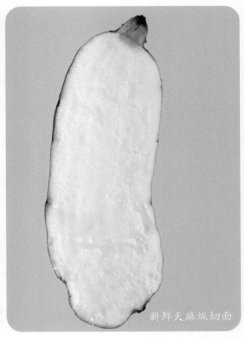
新鲜天麻纵切面

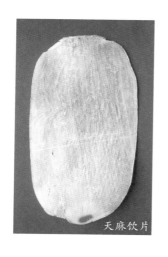

天麻饮片

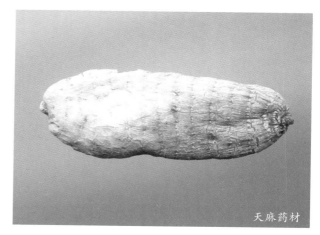

天麻药材

【餐饮举例】

天麻炖鸡、天麻烧牛尾、天麻鳝丝、天麻核桃鱼等。

【文献记载】

《中国植物志》第18卷,第31~32页。以天麻《开宝本草》为正名收载,别名赤箭《神农本草经》。产于吉林、辽宁、内蒙古、河北、山西、陕西、甘肃、江苏、安徽、浙江、江西、台湾、河南、湖北、湖南、四川、贵州、云南和西藏。生于疏林下,林中空地、林缘,灌丛边缘,海拔400~3200m处。

天麻是名贵中药,用以治疗头晕目眩、肢体麻木、小儿惊风等症。周铉先生将我国天麻分为天麻(原变型)、绿天麻(变型)、乌天麻(变型)、松天麻(变型)、黄天麻(变型)5个变型。

《中华本草》第8册,716~722页,记载:天麻别名赤箭(《神农本草经》)、神草(《吴普本草》)、独摇芝(《抱朴子》)、定风草(《药性论》)等。块茎入药,味甘、辛,性平;息风止痉,平肝阳,祛风通络。

【形态特征】

多年生腐生草本,高30~100cm,根状茎肥厚,块茎状,肉质,椭圆形至近哑铃形,长8~12cm,直径3~7cm,外皮黄白色,具较密的节。茎直立,橙黄色至蓝绿色,无绿叶,下部被数枚膜质鞘。总状花序顶生,具30~50朵花;花梗和子房长7~12mm;花扭转,淡黄色或黄白色;萼片和花瓣合生成筒长约1cm,顶端5裂;萼片离生部分卵状三角形,花瓣离生部分近长圆形,较小;唇瓣长6~7mm,3裂;蕊柱长5~7mm,花粉团2个,子房下位。蒴果倒卵状椭圆形,长1.4~1.8cm,宽8~9mm,黄褐色,具短梗。花期6~7月,果期7~8月。

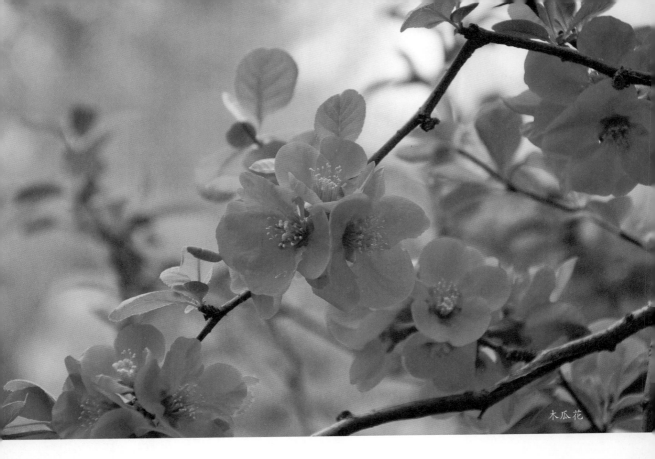
木瓜花

014　木　瓜

【来源】蔷薇科植物贴梗海棠的干燥近成熟果实。

【原植物】贴梗海棠 *Chaenomeles speciosa*（Sweet）Nakai。

【常用别名】贴梗海棠、贴梗木瓜、铁脚梨。

【性味功效】酸，温。舒筋活络，和胃化湿。

【药典与标准】《中华人民共和国药典》（2020年版一部），62~63页。国家卫生部2002年首批公布的87种药食同源中药之一。

【药材性状】

　　本品长圆形，多纵剖成两半，长4~9cm，宽2~5cm，厚1~2.5cm。外表面紫红色或红棕色，有不规则的深皱纹；剖面边缘向内卷曲，果肉红棕色，中心部分凹陷，棕黄色；种子扁长三角形，多脱落。质坚硬。气微清香，味酸。

【附注】

　　木本观赏花卉。

【餐饮举例】

　　木瓜汤、蒸木瓜、木瓜椰奶冻等。

【文献记载】

　　《中国植物志》第三十六卷,351~352页。以皱皮木瓜为正名收载,别名贴梗海棠(《群芳谱》)、贴梗木瓜(《中国高等植物图鉴》)、铁脚梨(《河北习见树木图说》)等。产自陕西、甘肃、四川、贵州、云南、广东。各地习见栽培,花色大红、粉红、乳白且有重瓣及半重瓣品种。早春先花后叶,很美丽。枝密多刺可作绿篱。果实含苹果酸、酒石酸及维生素C等,干制后入药,有祛风、舒筋、活络、镇痛、消肿、顺气之效。

　　《中华本草》第4册,第十卷,115~120页。木瓜(《名医别录》),果实入药,味酸,性温;舒筋活络,和胃化湿。种子,祛湿舒筋。花,养颜润肤。根,味酸、涩,性温;祛湿舒筋。枝、叶,味酸、涩,性温;祛湿舒筋。树皮,味酸、涩,性温;祛湿舒筋。

【形态特征】

　　落叶灌木,高2~3m,枝有刺。单叶互生;卵形至椭圆形,长3~9cm,宽1~5cm,边缘有尖锐重锯齿。花先叶开放,3~5朵簇生于2年生枝上;直径3~5cm;萼筒钟状,5裂;花瓣5,绯红色,稀淡红色或白色;雄蕊多数;子房下位,花柱5,基部合生。梨果球形或卵形,直径4~6cm,黄色或带黄绿色,味芳香。花期3~4月,果期9~10月。

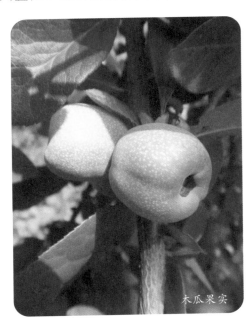

木瓜果实

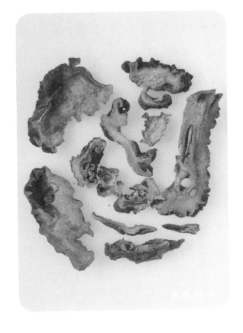

015 乌 梅

【来源】蔷薇科植物梅的干燥近成熟果实。

【原植物】梅 *Prunus mume* (Sieb.) Sieb. et Zucc.。

【常用别名】春梅、酸梅、黑梅、干枝梅、垂枝梅。

【性味功效】酸、涩,平。敛肺,涩肠,生津,安蛔。

【药典与标准】《中华人民共和国药典》(2020年版一部),81页。国家卫生部2002年首批公布的87种药食同源中药之一。

【药材性状】

　　本品呈类球形或扁球形,直径1.5~3cm。表面乌黑色或棕黑色,皱缩不平,基部有圆形果梗痕。果核坚硬,椭圆形,棕黄色,表面有凹点;种子扁卵形,淡黄色。气微,味极酸。

【附注】

　　果梅大致分为3类:白梅的果实黄白色,质粗,味苦,核大肉少,供制梅干用。青梅的果实青黄色,味酸或稍带苦涩,多供制蜜饯用。花梅的果实红色或紫红色,质细而味稍酸,供制陈皮梅等使用。

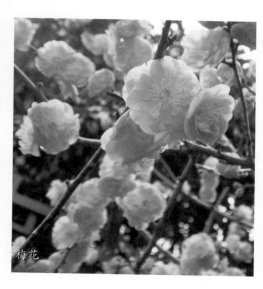
梅花

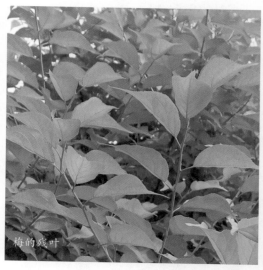
梅的残叶

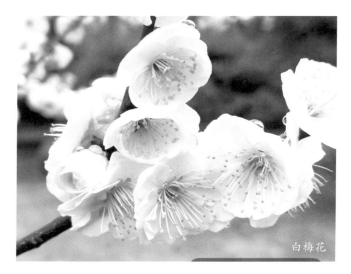

白梅花

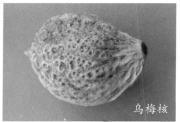

乌梅核

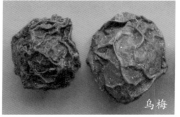

乌梅

【餐饮举例】

乌梅汁、梨梅饮、玫瑰乌梅菊花茶、乌梅桂花饮等。

【文献记载】

《中国植物志》第三十八卷,31~33页。以梅(《诗经》)为正名收载,别名春梅(江苏南通)、干枝梅(北京)、酸梅、乌梅。我国各地均有栽培,但以长江流域以南各省最多。梅原产我国南方,已有三千多年的栽培历史,无论作观赏或果树均有许多品种。鲜花可提取香精,花、叶、根和种仁均可入药。果实可食、盐渍或干制,或熏制成乌梅入药,有止咳、止泻、生津、止渴之效。

《中华本草》第4册,第十卷,86~93页。乌梅(《本草经集注》),别名梅实(《神农本草经》)、黑梅(《宝庆本草折衷》)、熏梅、桔梅肉(《现代实用中药》)。近成熟的果实经熏培加工而成乌梅入药,味酸,性平;敛肺止咳,涩肠止泻,止血,生津,安蛔。未成熟果实(青梅),利咽,生津,涩肠止泻,利筋脉。种仁(梅核仁),清暑,除烦,明目。

【形态特征】

落叶小乔木或灌木,高可达10m,小枝绿色。叶互生,托叶早落;叶片卵形或椭圆形,长4~8cm,宽3~4.5cm,先端尾尖,基部宽楔形或圆,边缘有细小锐锯齿,幼时两面被柔毛;叶柄长1~2cm。花单生或簇生于二年枝叶腋,先叶开放,直径2~2.5cm,白色或淡红色,花梗长1~3mm;花萼常红褐色,有些品种为绿或绿紫色,萼筒宽钟形,裂片5;花瓣5,倒卵形;雄蕊多数;子房上位。核果近球形,直径2~3cm,熟时黄或绿白色,被柔毛,果肉味酸,紧贴于坚硬的果核上;核表面有凹点,种子1枚。花期1~2月,果期5~6月。

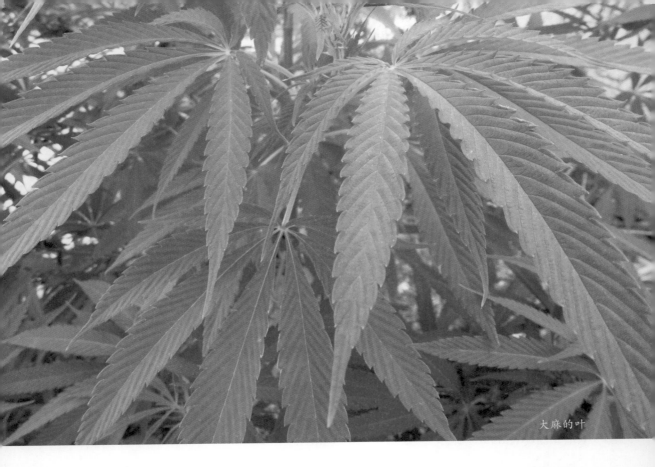

大麻的叶

016 火麻仁

【来源】桑科植物大麻的干燥成熟果实。

【原植物】大麻 *Cannabis sativa* L.。

【常用别名】麻蕡、麻籽、麻仁。

【性味功效】甘,平。润肠通便。

【药典与标准】《中华人民共和国药典》(2020年版一部),81~82页。国家卫生部2002年首批公布的87种药食同源中药之一。

【药材性状】

本品呈卵圆形,长4~5.5mm,直径2.5~4mm。表面灰绿色或灰黄色,有微细的白色或棕色网纹,两边有棱,顶端略尖,基部有1圆形果梗痕。果皮薄而脆,易破碎。种皮绿色,子叶2,乳白色,富油性。气微,味淡。

【餐饮举例】

河州麻麸包子、火麻仁粥、黑芝麻火麻仁糊。

【文献记载】

《中国植物志》第二十三卷,第一分册,第223~224页,以大麻(《神农本草经》)为正名收载。原产锡金、不丹、印度和中亚细亚,现各国均有野生或栽培。我国各地也有栽培或沦为野生。新疆常见野生。

《甘肃植物志》第二卷,219页。我国栽培历史悠久,甘肃各县均有种植。茎皮纤维优良,供纺织或制绳;种子可榨油,供食用或药用。

《中华本草》第2册,第五卷475~484页。以火麻仁(《日用本草》)为正名收载。种仁,甘,平;润燥滑肠,利水通淋,活血。根,散瘀,止血,利尿。雄花(麻花),有毒;祛风,活血,生发。茎皮纤维(麻皮),活血,利尿。叶,有毒;截疟,驱蛔,定喘。雌花序及幼嫩果序(麻蒉),有毒;祛风镇痛,定惊安神。

【形态特征】

一年生直立草本,高1~3m。掌状复叶互生或下部对生,小叶片3~11,披针形,边缘有粗锯齿,叶背密被灰白色毡毛。花单性,雌雄异株;雄花集成疏散的圆锥花序,花被片5,黄绿色,雄蕊5;雌花丛生于叶腋,每花外有1阔卵形苞片,花被片1,膜质,绿色,雌蕊1。瘦果扁卵形,果皮坚脆,有细网纹,种子1枚。花期5~6月,果期7月。

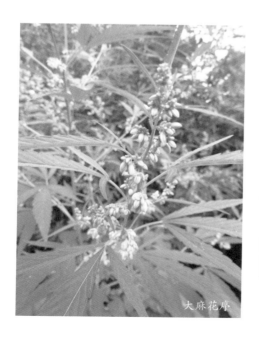

大麻花序

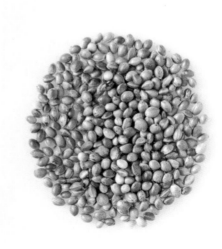

大麻果实

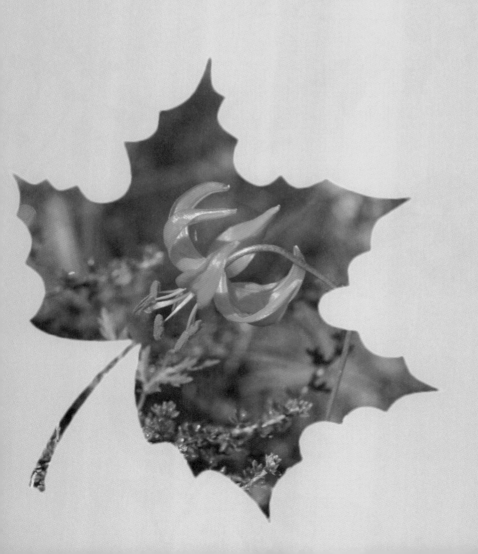

017 玉竹

【来源】百合科植物玉竹的干燥根茎。

【原植物】玉竹 *Polygonatum odoratum* (Mill.) Druce。

【常用别名】萎蕤、葳参、玉术、连竹。

【性味功效】甘,微寒。养阴润燥,生津止渴。

【药典与标准】《中华人民共和国药典》(2020年版一部),86~87页。2002年国家卫生部公布87种药食同源中药之一。

【药材性状】

本品呈长圆柱形,略扁,少有分枝,长4~18cm,直径0.3~1.6cm。表面黄白色或淡黄棕色,半透明,具纵皱纹和微隆起的环节,有白色圆点状的须根痕和圆盘状茎痕。质硬而脆或稍软,易折断,断面角质样或显颗粒性。气微,味甘,嚼之发黏。

【餐饮举例】

玉竹山药黄瓜汤、百合玉竹粥、玉竹瘦肉汤、玉竹凉瓜汤等。

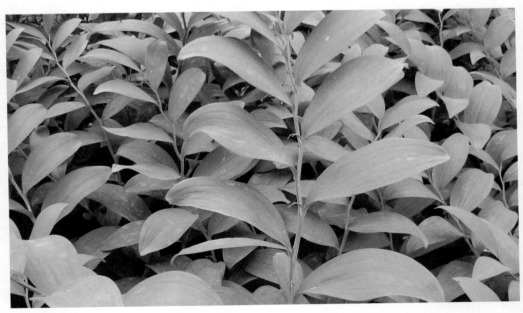

玉竹地上部分

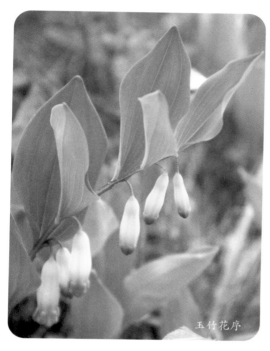

玉竹花序

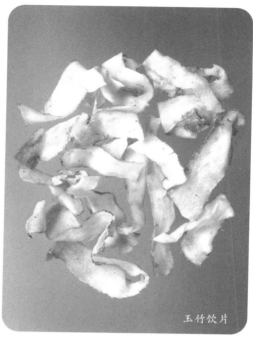

玉竹饮片

【文献记载】

　　《中国植物志》第十五卷,61~62页。以玉竹(《名医别录》)为正名收载,别名萎蕤(《神农本草经》)、地管子(河北)、尾参(湖北)、铃铛菜(辽宁、河北)。产黑龙江、吉林、辽宁、河北、山西、内蒙古、甘肃、青海、山东、河南、湖北、湖南、安徽、江西、江苏。生于海拔500~3000m的林下或山野阴坡。根状茎药用,系中药"玉竹",关于药材"玉竹"和"黄精"的区别,可参考《中药志》。本种广布于欧亚大陆的温带,变异甚大。

　　《中华本草》第8册,第二十二卷,137~141页。玉竹,别名萤、委萎(《尔雅》)、女萎(《神农本草经》)、葳蕤、王马、节地、虫蝉、乌萎(《吴普本草》)、萎蕤、葳参、玉术(《滇南本草》)、连竹、西竹(《广东中药》)等。根茎入药,味甘,性平;滋阴润肺,养胃生津。

【形态特征】

　　多年生草本,高20~50cm。根状茎横生,肥厚呈微扁平的圆柱状,节密而明显,直径5~14mm。茎单一,具纵棱,具7~12叶。单叶互生,长椭圆形或斜卵形,长5~12cm,宽3~6cm,叶背粉绿色有白霜,全缘。花乳白色,1~2朵生于叶腋,下垂;花被片6,下部合生成筒,全长13~20mm;雄蕊6,子房上位,3室。浆果球形,蓝黑色,直径7~10mm,具7~9颗种子。花期5~6月,果期7~9月。

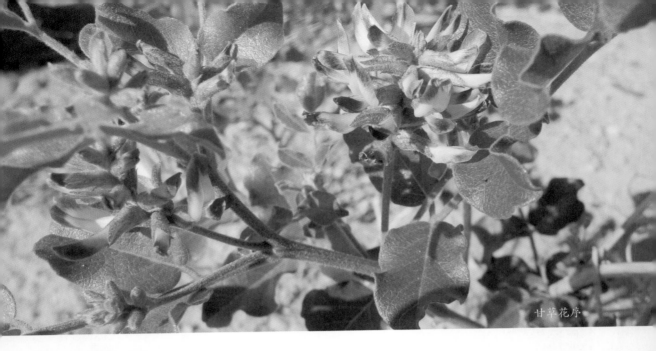

甘草花序

018 甘草

【来源】豆科植物甘草、胀果甘草或光果甘草的干燥根及根茎。

【原植物】甘草 *Glycyrrhiza uralensis* Fisch.、胀果甘草 *Glycyrrhiza inflata* Bat. 和光果甘草 *Glycyrrhiza glabra* L.。

【常用别名】蜜草、国老、甜草、甜根子。

【性味功效】甘,平。补脾益气,清热解毒,祛痰止咳,缓急止痛,调和诸药。

【药典与标准】《中华人民共和国药典》(2020年版一部),88~89页。2002 年国家卫生部公布87种药食同源中药之一。

【药材性状】

甘草 根呈圆柱形,长25~100cm,直径0.6~3.5cm。外皮松紧不一。表面红棕色 或灰棕色,具显著的纵皱纹、沟纹、皮孔及稀疏的细根痕。质坚实,断面略显纤维性, 黄白色,粉性,形成层环明显,射线放射状,有的有裂隙。根茎呈圆柱形,表面有芽痕, 断面中部有髓。气微,味甜而特殊。

胀果甘草 根和根茎木质粗壮,有的分枝,外皮粗糙,多灰棕色或灰褐色。质坚 硬,木质纤维多,粉性小。根茎不定芽多而粗大。

光果甘草 根和根茎质地较坚实,有的分枝,外皮不粗糙,多灰棕色,皮孔细而不 明显。

【餐饮举例】

甘草蜜枣汤、甘草绿豆汤、甘草桔梗汤等。

【文献记载】

《中国植物志》第四十二卷,第二分册,169~172页。以甘草为正名收载。产东北、华北、西北各省区及山东。常生于干旱沙地、河岸沙质地、山坡草地及盐渍化土壤中。

《中华本草》第4册,第十一卷,500~514页。甘草别名美草、蜜甘(《神农本草经》)、蜜草、蕗草(《名医别录》)、国老(《本草经集注》)、粉草(《群芳谱》)、甜草(《中国植物志》)、甜根子(《中药志》)、棒草(《黑龙江中药志》)等。根及根茎入药,味甘,性平;益气补中,缓急止痛,润肺止咳,泻火解毒,调和诸药。

【形态特征】

多年生草本,高30~120cm。根茎圆柱状,多横走;主根长而粗大,外皮红棕色。茎直立,被白色短毛及刺状毛腺体。奇数羽状复叶互生,小叶5~17,卵形或宽卵形,长1.5~5cm,宽0.8~3cm,两面被短毛及腺体。总状花序腋生,花密集;花萼钟状,长约为花冠之半;花冠蝶形,淡紫堇色;雄蕊10,二体;子房上位。荚果扁平,成镰刀状弯曲,密生刺毛状腺体。种子肾形,熟时黑色。花期6~8月,果期7~10月。

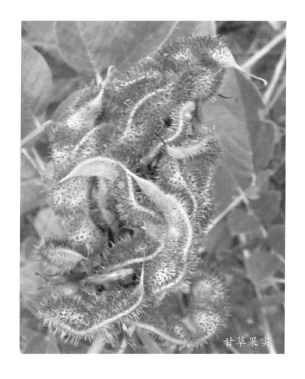

甘草果实

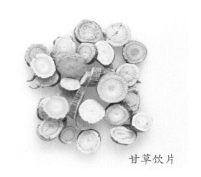

甘草饮片

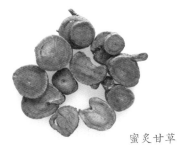

蜜炙甘草

019 布渣叶

【来源】椴树科植物破布叶的干燥或新鲜叶。

【原植物】破布叶 *Microcos paniculata* L.。

【常用别名】蕲宝叶、瓜布木叶。

【性味功效】微酸,凉。消食化滞,清热利湿。

【药典与标准】《中华人民共和国药典》(2020年版一部),99页。2014年国家卫计委新增15种药食同源中药之一。

【药材性状】

本品多皱缩或破碎。完整叶展平后呈卵状长圆形或卵状矩圆形,长8~18cm,宽4~8cm。表面黄绿色、绿褐色或黄棕色。先端渐尖,基部钝圆,稍偏斜,边缘具细齿。基出脉3条,侧脉羽状,小脉网状。具短柄,叶脉及叶柄被柔毛。纸质,易破碎。气微,味淡,微酸涩。

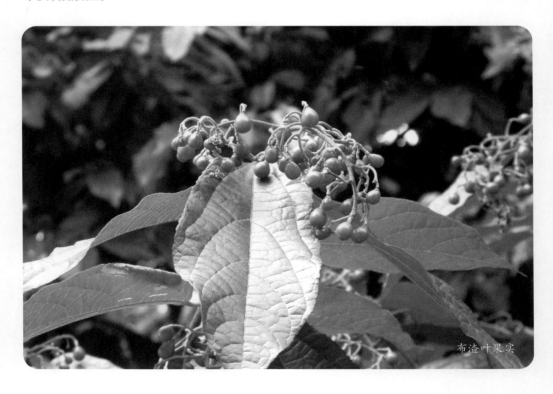

布渣叶果实

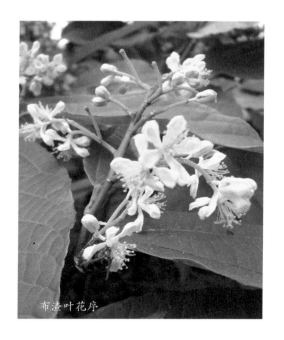

布渣叶花序

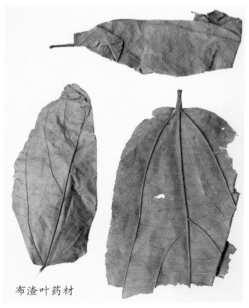

布渣叶药材

【餐饮举例】

源吉林甘和茶、广东凉茶等。

【文献记载】

《广州植物志》231页。别名薢宝叶(《汉英韵府》)、布渣叶(《广东通志》)。我国南部极常见野生植物,广州近郊小丘上时见之。树皮可编绳。广州著名的王老吉凉茶中有本种的树叶。

《岭南采药录》136页。布渣叶产于高要阳江阳春恩平等处,叶掌状而色绿,味酸甘,性平,无毒,解一切蛊毒,消黄气,清热毒,作茶饮,去食积。

《中华本草》第5册,第十四卷,324~326页。以破布叶(《生草药性备要》)为正名收载,别名布渣叶(《本草求原》)、瓜布木叶等。叶入药,味酸、淡,性平;清热利湿,健胃消滞。

【形态特征】

灌木或小乔木,高3~12m,树皮粗糙;嫩枝有毛。叶互生,卵状长圆形,长8~18cm,宽4~8cm,基出三脉,边缘有细钝齿;叶柄长1~1.5cm。顶生圆锥花序;花两性;萼片5,长5~7mm,外面有毛;花瓣5,长圆形,长3~4mm,下半部有毛;腺体长约2mm;雄蕊多数;子房上位。核果近球形,直径约1cm。花期6~7月。

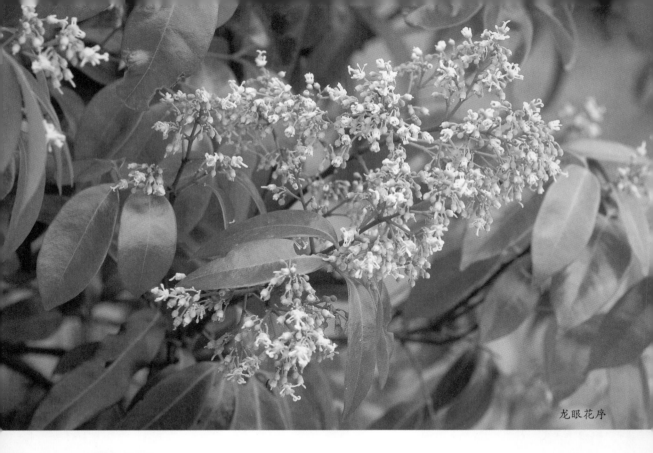

020 龙眼肉

【来源】无患子科植物龙眼的假种皮。

【原植物】龙眼 *Dimocarpus longan* Lour.。

【常用别名】桂圆肉、荔枝奴。

【性味功效】甘,温。补益心脾,养血安神。

【药典与标准】《中华人民共和国药典》(2020年版一部),100页。2002年国家卫生部公布87种药食同源中药之一。

【药材性状】

　　本品为纵向破裂的不规则薄片,或呈囊状,长约1.5cm,宽2~4cm,厚约0.1cm。棕黄色至棕褐色,半透明。外表面皱缩不平,内表面光亮而有细纵皱纹。薄片者质柔润,囊状者质稍硬。气微香,味甜。

【餐饮举例】

　　兰州三炮台茶、龙眼肉干、桂圆莲子羹、桂圆红枣茶等。

【文献记载】

《中国植物志》第四十七卷，第一分册，28~30页。我国西南部至东南部栽培很广，以福建最盛，广东次之；云南及广东、广西南部亦见野生或半野生于疏林中。

《广州植物志》444~445页。本种为广州附近栽培果树之一，与荔枝相近，外观极易混淆，其区别点：①小叶较大。②树皮粗糙而似木栓质。果肉鲜甜可口，生食或干制，又供药用。木材坚重细密，光泽美丽；可代茶饮。

《中华本草》第5册，第十三卷，109~113页。龙眼肉（假种皮），甘，温；补心脾，益气血，安心神。龙眼核（种子），苦、涩，平；行气散结，止血，燥湿。龙眼壳（果皮），甘，温；祛风，解毒，敛疮，生肌。花，通淋化浊。叶，发表清热，解毒，燥湿。树皮，苦，平；杀虫消积，解毒敛疮。

【形态特征】

常绿乔木，树皮暗灰色，粗糙。偶数羽状复叶互生，小叶4~12，椭圆形或椭圆状披针形，长6~15cm，宽2.5~5cm，基部常偏斜，全缘或微波状，下面粉绿色。圆锥花序顶生或腋生；花小，杂性，黄白色；花萼5深裂，黄色；花瓣5，花盘明显；雄蕊7~9，子房上位。果球形，不开裂，外果皮黄褐色，略有细瘤状突起；鲜假种皮白色透明，种子茶褐色，有光泽。花期春夏间，果期夏季。

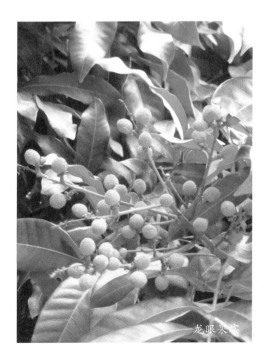

龙眼果枝

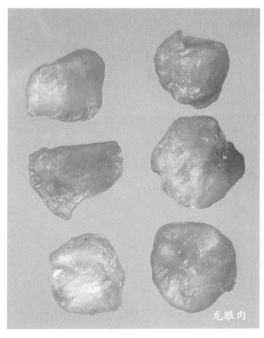

龙眼肉

021 | 代代花

【来源】芸香科植物代代花的干燥花蕾。

【原植物】代代花 *Citrus aurantium* L. var. *amara* Engl.。

【常用别名】玳玳花、枳壳花、酸橙花。

【性味功效】甘、微苦,平。理气宽胸,开胃。

【药典与标准】《中华人民共和国药典》(1977年版一部),163页。2002年国家卫生部公布87种药食同源中药之一。

【药材性状】

　　本品略呈长卵形,顶部稍膨大,长1~2cm,有梗。花萼基部连合,先端5裂,灰绿色,有凹陷的小油点。花瓣5片,覆瓦状抱合,黄白色或灰黄色,可见棕色油点和纵脉。雄蕊多数,基部连合成数束。子房倒卵形,体轻,质脆。气香,味微苦。

【附注】

　　花芳香,用以薰茶叶称为代代花茶。其果经霜不落,若不采收,则在同一树上有不同季节结出的果,故又称代代果。成熟果有时在夏秋季节又转回青绿色,故又名回青橙。是因为果皮的叶绿素在果的成熟过程中逐渐解体,变为黄至朱红色,但遇气温及水分条件发生变化时,足以促进其生理生化活动,又综合出新的叶绿素,从而又变为青绿色。

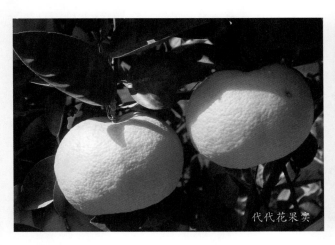
代代花果实

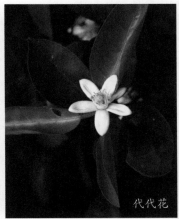
代代花

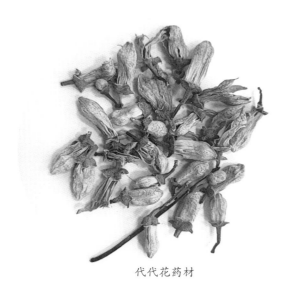

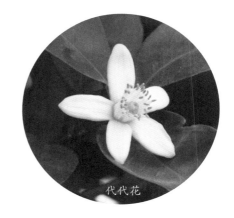

代代花药材

代代花

【餐饮举例】

代代花茶、代代花陈皮茶、代代花果汁饮等。

【文献记载】

《中国植物志》第四十三卷,第二分册,195页。代代花作为酸橙 *Citrus aurantium* L. 的栽培变种收载。简称代代,又名回青橙、春不老、玳玳圆。曾被作为一个独立的种 *Citrus aurantium* daidai Sieb. 或视为变种 *Citrus aurantium* var. daidai Tanaka。果近圆球形,果顶有浅的放射沟,果萼增厚呈肉质,果皮橙红色,略粗糙,油胞大,凹凸不平,果心充实,果肉味酸。主产地在浙江。

《中华本草》第4册,第十二卷,884~885页。以玳玳花(《药材资料汇编》)为正名收载,别名代代花(《饮片新参》)、枳壳花(《草花谱》)、酸橙花(《药材学》)等。花蕾,辛、甘、微苦,平;理气宽胸,和胃止呕。

【形态特征】

常绿灌木或小乔木,高5~10m。小枝细长,疏生短刺。叶互生,具柄,叶翼宽阔,叶片革质,椭圆形至卵状长圆形,长5~10cm,宽2.5~5cm,边缘具微波状齿,叶面具半透明油点。花单生或簇生于叶腋;花萼杯状,先端5裂;花瓣5,白色;雄蕊约25,花丝基部连合成数束;子房上位,柱头头状。柑果近圆球形,直径7~8cm,果顶有浅的放射沟,果萼增厚呈肉质,果皮橙红色,略粗糙,油胞大,凹凸不平,果心充实,果肉味酸。花期5~6月,果熟期12月。

022 白 芷

【来源】伞形科植物白芷或杭白芷的干燥根。

【原植物】白芷 *Angelica dahurica* (Fisch. ex Hoffm.) Benth. et Hook. f. 或杭白芷 *Angelica dahurica* (Fisch. ex Hoffm.) Benth. et Hook. f. var. *formosana* (Boiss.) Shan et Yuan。

【常用别名】兴安白芷、香大活。

【性味功效】辛,温。解表散寒,祛风止痛,宣通鼻窍,燥湿止带,消肿排脓。

【药典与标准】《中华人民共和国药典》(2020年版一部),109~110页。2002年国家卫生部公布87种药食同源中药之一。

【药材性状】

本品呈长圆锥形,长10~25cm,直径1.5~2.5cm。表面灰棕色或黄棕色,根头部钝四棱形或近圆形,具纵皱纹、支根痕及皮孔样的横向突起,有的排列成四纵行。顶端有凹陷的茎痕。质坚实,断面白色或灰白色,粉性,形成层环棕色,近方形或近圆形,皮部散有多数棕色油点。气芳香,味辛、微苦。

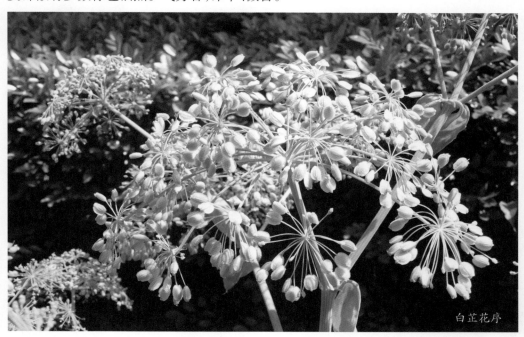

白芷花序

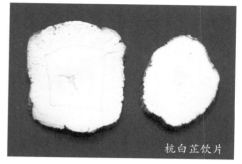

杭白芷饮片

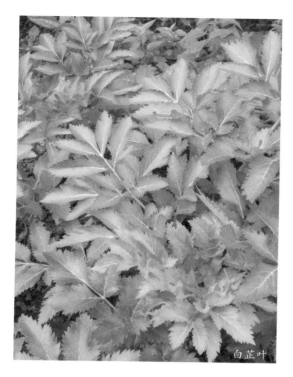

白芷叶

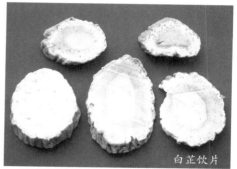

白芷饮片

【餐饮举例】

兰州牛肉面、手抓羊肉、天麻白芷鱼头汤、白芷生姜羊肉汤等。

【文献记载】

《中国植物志》第五十五卷,第三分册,35~36页。以白芷(《神农本草经》)为正名收载,别名兴安白芷(《中国高等植物图鉴》)等。产我国东北及华北地区。常生长于林下,林缘,溪旁、灌丛及山谷草地。目前国内北方各省多栽培供药用。

《中华本草》第5册,第十五卷,883~888页。白芷,别名芷(《楚辞》)、芳香(《神农本草经》)、苻蓠、泽芬(《吴普本草》)、白茝(《名医别录》)等。根,辛,温;祛风除湿,通窍止痛,消肿排脓。叶,辛,平;祛风解毒。

【形态特征】

多年生草本,高1~2.5m。根圆锥形。茎粗壮,中空,常带紫色。基生叶有长柄,2~3回三出式羽状分裂,最终裂片长圆形、卵形或披针形,边缘有不规则的白色软骨质粗锯齿。花序下方的叶特化为显著膨大的囊状叶鞘,外面无毛。复伞形花序,伞辐18~40,中央主伞有时伞辐多至70;花小、白色,5数,子房下位。双悬果椭圆形,长4~7mm,侧棱翅状。花期7~9月,果期8~9月。

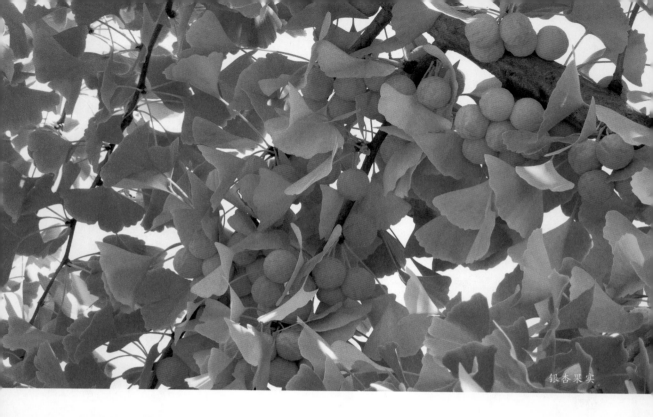

银杏果实

023 白 果

【来源】银杏科植物银杏的干燥成熟种子。

【原植物】银杏 *Ginkgo biloba* L.。

【常用别名】公孙树、鸭掌树。

【性味功效】甘、苦、涩，平；有毒。敛肺定喘，止带缩尿。

【药典与标准】《中华人民共和国药典》（2020年版一部），112页。2002年国家卫生部公布87种药食同源中药之一。

【药材性状】

本品略呈椭圆形，一端稍尖，另端钝，长1.5~2.5cm，宽1~2cm，厚约1cm。表面黄白色或淡棕黄色，平滑，具2~3条棱线。中种皮（壳）骨质，坚硬。内种皮膜质，种仁宽卵球形或椭圆形，一端淡棕色，另一端金黄色，横断面外层黄色，胶质样，内层淡黄色或淡绿色，粉性，中间有空隙。气微，味甘、微苦。

【餐饮举例】

西芹白果炒百合、白果炒虾仁、白果银耳羹、白果莲子糖水等。

【文献记载】

《中国植物志》第七卷,18~23 页。以银杏(《本草纲目》)为正名收载,别名白果(《植物名实图考》)、公孙树(《汝南圃史》)、鸭脚子(《本草纲目》)、鸭掌树(北京)。银杏为中生代孑遗的稀有树种,系我国特产,仅浙江天目山有野生状态的树木。银杏的栽培区甚广:北自东北沈阳,南达广州,东起华东海拔40~1000m地带,西南至贵州、云南西部(腾冲)海拔2000m以下地带均有栽培。

银杏为优良木材,供建筑、家具、室内装饰、雕刻、绘图版等用。种子供食用(多食易中毒)及药用。叶可作药用和制杀虫剂,亦可作肥料。种子的肉质外种皮含白果酸、白果醇及白果酚,有毒。树皮含单宁。银杏树形优美,春夏季叶色嫩绿,秋季变成黄色,颇为美观,可作庭园树及行道树。

《中华本草》第 2 册,第四卷,276~285 页。白果(《日用本草》),种子,甘、苦、涩、平,有小毒;敛肺定喘,止带缩尿。叶,有小毒;活血养心,敛肺涩肠。

【形态特征】

落叶乔木,树干高大,分枝繁茂;枝分长枝与短枝。叶扇形,柄长 3~10cm,具多数叉状并列细脉,在长枝上螺旋状排列散生,在短枝上成簇生状。球花单性,雌雄异株,生于短枝顶部的鳞片状叶的腋内,呈簇生状;雄球花具梗,葇荑花序状,下垂,雄蕊多数,螺旋状着生,排列疏松,具短梗,花药2,药室纵裂,药隔不发达;雌球花具长梗,梗端常分 2 叉,叉顶生珠座,各具 1 枚直立胚珠。种子核果状,具长梗,下垂,常为椭圆形、长倒卵形、卵圆形,长 2.5~3.5cm,直径约 2cm,外种皮肉质,熟时黄色或橙黄色,外被白粉,有臭味;中种皮骨质,内种皮膜质,淡红褐色;子叶2,胚乳丰富。花期 3~4 月,果期 9~10 月。

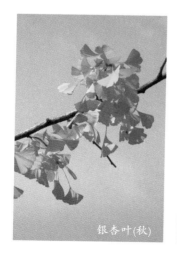
银杏叶(秋)

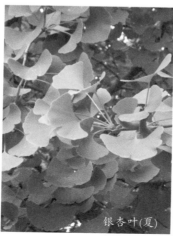
银杏叶(夏)

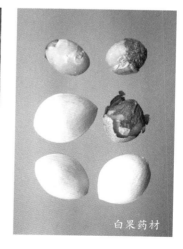
白果药材

024 白扁豆

【来源】豆科植物扁豆的干燥成熟种子。

【原植物】扁豆 *Dolichos lablab* L.。

【常用别名】藊豆、火镰扁豆、藤豆、鹊豆。

【性味功效】甘,微温。健脾化湿,和中消暑。

【药典与标准】《中华人民共和国药典》(2020年版一部),114页。2002年国家卫生部公布的87种药食同源中药之一。

【药材性状】

  呈扁椭圆形或扁卵圆形,长8~13mm,宽6~9mm,厚约7mm。表面淡黄白色或淡黄色,平滑,略有光泽,一侧边缘有隆起的白色眉状种阜。质坚硬。种皮薄而脆,子叶2,肥厚,黄白色。气微,味淡,嚼之有豆腥气。

【餐饮举例】

  焓炒白扁豆、白扁豆山药粥、白扁豆栗子粥等。

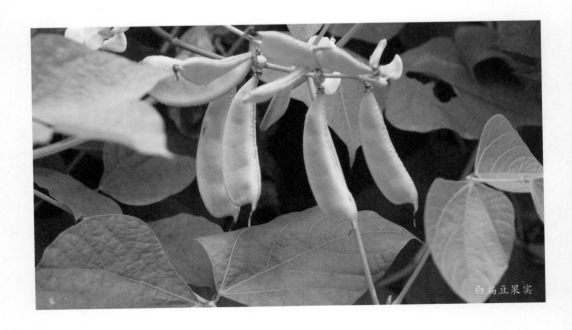

白扁豆果实

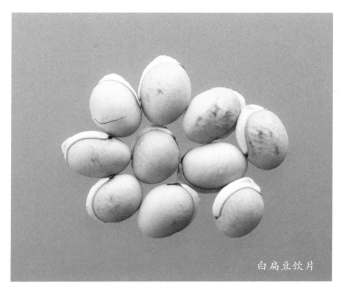

白扁豆饮片

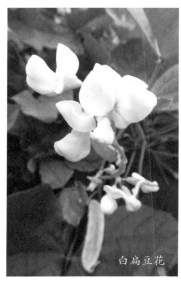

白扁豆花

【文献记载】

《中国植物志》第四十一卷,270~272页。以扁豆(《名医别录》)为正名收载,别名藊豆(通用名)、火镰扁豆、膨皮豆、藤豆、沿篱豆、鹊豆。我国各地广泛栽培。南北朝时名医陶弘景所撰《名医别录》中记载扁豆已有栽培。本种花有红白两种,豆荚有绿白、浅绿、粉红或紫红等色。嫩荚作蔬食,白花和白色种子入药,有消暑除湿,健脾止泻之效。

《中华本草》第4册,第十一卷,第457~462页。以白扁豆(《本草纲目》)为正名收载。以白色成熟种子入药,甘、淡,平;健脾,化湿,消暑。种皮,甘,微温;消暑化湿,健脾和胃。花,解暑化湿,和中健脾。叶,消暑利湿,解毒消肿。藤茎,化湿和中。根,消暑,化湿,止血。

【形态特征】

多年生缠绕藤本。茎常呈淡紫色或淡绿色。三出复叶互生;叶柄长4~14cm;托叶反折,宿存;顶生小叶宽三角状卵形,长和宽均为5~10cm;侧生小叶两边不等大,偏斜。总状花序腋生;花萼钟状,长约6mm,裂片2唇形;花冠蝶形,白色或紫红色,长约2cm,旗瓣圆形,常反折,具附属体及耳,龙骨瓣弯成直角;雄蕊10,二体;子房上位,基部有腺体。荚果倒卵状长椭圆形,扁平,长5~7cm,近顶端最阔,宽1.4~1.8cm,扁平,具喙,边缘粗糙。种子3~5粒。种子扁平,长椭圆形,在白花品种中为白色,在紫花品种中为紫黑色,种脐线形,长约占种子周围的2/5。花果期4~12月。

025 白扁豆花

【来源】豆科植物扁豆的干燥花。

【原植物】扁豆 *Dolichos lablab* L.。

【常用别名】藕豆、火镰扁豆、藤豆、鹊豆。

【性味功效】甘，平。解暑化湿，和中健脾。

【药典与标准】白扁豆，《中华人民共和国药典》（2020年版一部），114页。白扁豆花，2002年国家卫生部公布87种药食同源中药之一。

【药材性状】

呈扁平不规则三角形，长、宽约1cm。下部有绿褐色钟状花萼，萼齿5，其中2齿几合生，外被白色短柔毛。花瓣5，皱缩，黄白、黄棕或紫棕色，未开放的花为旗瓣包围，开放后，广卵形的旗瓣则向外反折；两侧为翼瓣，斜椭圆形，基部有小耳；龙骨瓣镰钩状，几弯成直角。雄蕊10，其中9枚连合，内有一柱状雌蕊，弯曲。质软，体轻。气微香，味淡。

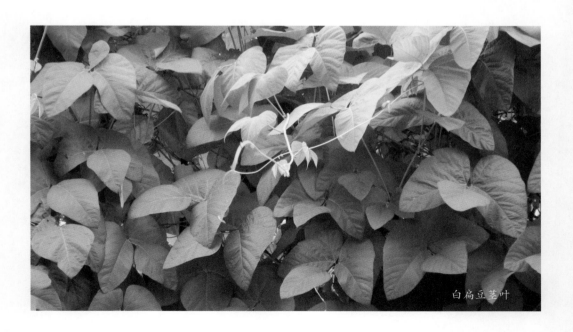

白扁豆茎叶

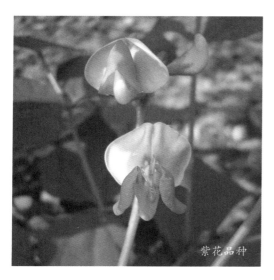
紫花品种

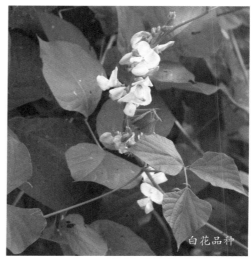
白花品种

【餐饮举例】

荷叶扁豆花汤、扁豆花瘦肉粥、焦山楂扁豆花汤。

【文献记载】

《中国高等植物图鉴》第二卷，516页。以扁豆为正名收载，别名藕豆，沿篱豆，膨皮豆。为一年生缠绕草质藤本。茎常呈淡紫色或淡绿色，无毛。小叶3，顶生小叶宽三角状卵形，长5～9cm，宽6～10cm，两面有疏毛；侧生小叶较大，斜卵形；托叶小，披针形。总状花序腋生，长15～25cm，直立，花序轴粗壮；花2至多朵丛生于花序轴的节上；小苞片，脱落；萼阔钟状，萼齿5，上部2齿几完全合生，其余3齿近相等；花冠白色或紫红色，长约2cm，旗瓣基部两侧有2个附属体，并下沿为2耳；子房有绢毛，基部具腺体。花柱近顶部有白色髯毛。荚果倒卵状长椭圆形，微弯，扁平，长5～7cm；种子3～5粒，白色或紫黑色。

我国各地栽培。荚果供食用作蔬食，种子或全草药用，有消暑除湿，健脾解毒等效。

《中华本草》第4册，第十一卷，460～462页。以扁豆花(《本草图经》)为之名收载。别名：南豆花(《广东中药》)。7～月间采收未完全开放的花，晒干或阴干。花：味甘，性平。解暑化湿，和中健脾。因其气芳香，而长于解暑化湿，故暑湿、暑温之症每多用之。

扁豆花除化湿之外，又能和中健脾。故对夏季暑湿泻痢疗效较好，临床常与藿香、佩兰、厚朴等芳香化湿理气药同用。此外，扁豆花捣烂外敷伤肿，有良好消肿止痛作用。

【形态特征】

见白扁豆一节。

026 西红花

【来源】 鸢尾科植物番红花的干燥柱头。

【原植物】 番红花 *Crocus sativus* L.。

【常用别名】 藏红花、番红花。

【性味功效】 甘,平。活血化瘀,凉血解毒,解郁安神。孕妇慎用。

【药典与标准】《中华人民共和国药典》(2020年版一部),134~135页。2014年国家卫计委新增15种药食同源中药之一。

【药材性状】

　　本品呈线形,三分枝,长约3cm。暗红色,上部较宽而略扁平,顶端边缘显不整齐的齿状,内侧有一短裂隙,下端有时残留一小段黄色花柱。体轻,质松软,无油润光泽,干燥后质脆易断。气特异,微有刺激性,味微苦。

【附注】

　　原产西班牙等国,经印度转至西藏,运销内地,《本草纲目拾遗》《植物名实图考》误为西藏所产,称为藏红花,习用至今。

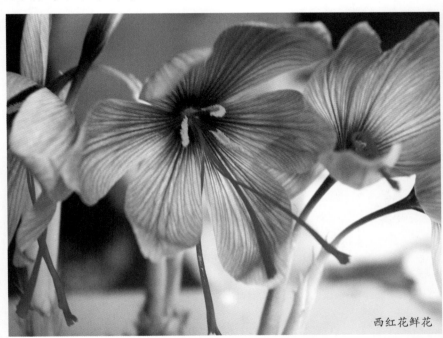

西红花鲜花

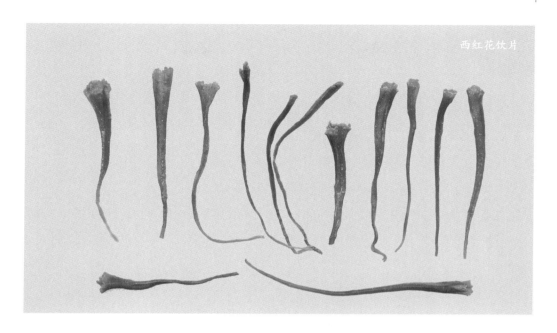

西红花饮片

【餐饮举例】

西红花蒸蛋、红花酒等。

【文献记载】

《中国植物志》第十六卷,第一分册,122~123页。原产欧洲南部,我国有栽培。花柱及柱头供药用,即藏红花。味辛、性温,有活血、化瘀、生新、镇痛、健胃、通经之效。

《中华本草》第8册,第二十二卷,261~263页。以番红花(《品汇精要》)为正名收载。别名藏红花(《本草纲目拾遗》)、西红花(《中华人民共和国药典》)等。花柱上部及柱头入药,甘、平;活血祛瘀,解郁开结,凉血解毒。

【形态特征】

多年生草本。球茎扁圆球形,直径约3cm,外有黄褐色的膜质包被。叶基生,9~15枚,条形,灰绿色,长15~20cm,宽2~3mm,边缘反卷;叶丛基部包有4~5片膜质的鞘状叶。花茎甚短,不伸出地面;花1~2朵,淡蓝色、红紫色或白色,有香味,直径2.5~3cm;花被裂片6,2轮排列,内、外轮花被裂片皆为倒卵形,顶端钝,长4~5cm;雄蕊3,长约2.5cm,花药黄色,顶端尖,略弯曲;花柱橙红色,长约4cm,上部3分枝,分枝弯曲而下垂,柱头略扁,顶端楔形,有浅齿,较雄蕊长,子房下位。蒴果椭圆形,长约3cm,宽约1.5cm,具三钝棱。种子多数,圆球形。花期10~11月。

027 西洋参

【来源】五加科植物西洋参的干燥根。

【原植物】西洋参 *Panax quinquefolium* L.。

【常用别名】洋参、花旗参、广东人参。

【性味功效】甘、微苦,凉。补气养阴,清火生津。

【药典与标准】《中华人民共和国药典》(2020年版一部),136~137页。国家卫生健康委员会、国家市场监督管理总局2023年第9号公告,纳入药食同源名单。

【药材性状】

本品呈纺锤形、圆柱形或圆锥形,长3~12cm,直径0.8~2cm。表面浅黄褐色或黄白色,可见横向环纹和线形皮孔状突起,并有细密浅纵皱纹和须根痕。主根中下部有一至数条侧根,多已折断。有的上端有根茎(芦头),环节明显,茎痕(芦碗)圆形或半圆形,具不定根(芋)或已折断。体重,质坚实,不易折断,断面平坦,浅黄白色,略显粉性,皮部可见黄棕色点状树脂道,形成层环纹棕黄色,木部略呈放射状纹理。气微而特异,味微苦,甘。

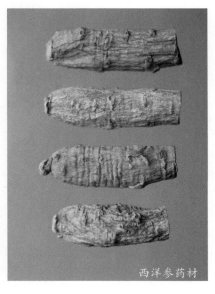
西洋参药材

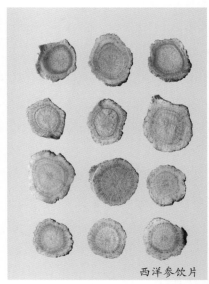
西洋参饮片

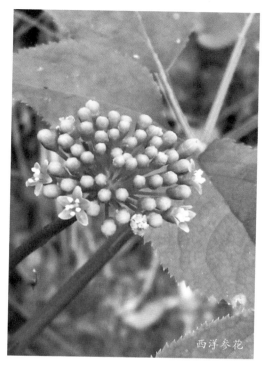

西洋参花

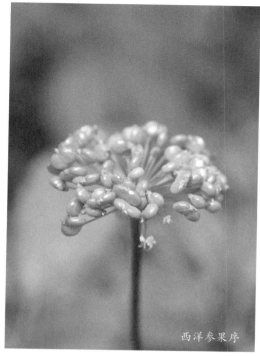

西洋参果序

【餐饮举例】

洋参陈皮炖瘦肉、洋参荷叶煲老鸽、洋参麦冬茶、洋参川贝雪梨等。

【文献记载】

《中华本草》第5册,第十五卷,852~856页。以西洋参(《本草纲目拾遗》)为正名收载。别名洋参(《药性考》)、花旗参、广东人参(《中国药用植物志》)等。根,甘,微苦,寒。补气养阴,清火生津。

《中药鉴定学》(李家实主编,1996)346~348页。西洋参为五加科植物西洋参的干燥根。原产美国和加拿大。我国有引种。

【形态特征】

多年生草本。茎单一,不分枝。一年生无茎,生三出复叶一枚;二年生有两枚三出或五出复叶;3至5年轮生3~5枚掌状复叶;复叶中两侧小叶较小,中间一片小叶较大;小叶倒卵形,边缘有细重锯齿,下半部的锯齿不明显;总叶柄长4~7cm。伞形花序顶生;总花梗较叶柄略长,有花6~12朵;花小,两性,5数,花瓣淡绿色;子房下位。浆果状核果,扁圆形,熟时红色。花期7~8月,果期9月。

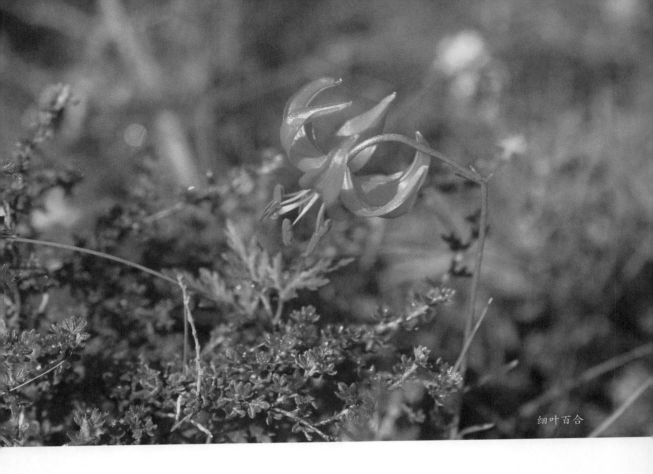

细叶百合

028 百 合

【来源】百合科植物卷丹、百合、细叶百合的干燥肉质鳞叶。

【原植物】卷丹 *Lilium lancifolium* Thunb.、百合 *Lilium brownii* F.E. Brown var. *viridulum* Baker、细叶百合 *Lilium pumilum* DC.。

【性味功效】甘,寒。养阴润肺,清心安神。

【药典与标准】《中华人民共和国药典》(2020年版一部),137~138页。2002年国家卫生部公布87种药食同源中药之一。

【药材性状】

本品呈长椭圆形,长2~5cm,宽1~2cm,中部厚1.3~4mm。表面黄白色至淡棕黄色,有的微带紫色,有数条纵直平行的白色维管束。顶端稍尖,基部较宽,边缘薄,微波状,略向内弯曲。质硬而脆,断面较平坦,角质样。气微,味微苦。

【餐饮举例】

西芹腰果百合、百合蒸南瓜、红枣百合粥、百合枸杞莲子粥等。

【文献记载】

《中国植物志》第十四卷,147页。山丹,别名细叶百合。产河北、河南、山西、陕西、宁夏、山东、青海、甘肃、内蒙古、黑龙江、辽宁和吉林。生于海拔400~2600m的山坡草地或林缘。鳞茎含淀粉,供食用,亦可入药,有滋补强壮、止咳祛痰、利尿等功效。花美丽,可栽培供观赏,也含挥发油,可提取供香料用。

《中华本草》第8册,第二十二卷,112~118页。百合(《神农本草经》),鳞茎入药。味甘、微苦,性微寒;养阴润肺,清心安神。

【形态特征】

细叶百合:多年生草本,高达15~60cm。鳞茎卵形或圆锥形,高2.5~4.5cm,直径2~3cm;鳞叶长2~3.5cm,宽1~1.5cm,白色,肉质。茎直立,有时带紫色条纹。叶散生,条形,长3.5~9cm,宽1.5~3cm,边缘有乳头状突起。花单生或数朵排成总状花序,花被片6,披针形,鲜红色,通常无斑点,向外反卷,长达4~4.5cm;雄蕊6,短于花被;子房上位。蒴果矩圆形,长2cm,宽1.2~1.8cm。花期7~8月,果期9~10月。

卷丹与百合、细叶百合的主要区别是:花橙红色,有紫黑色斑点。

百合与卷丹、细叶百合的主要区别是:花大,乳白色,无斑点。

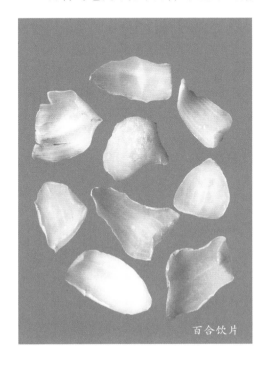

百合饮片

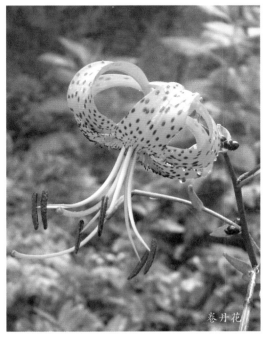

卷丹花

029 当 归

【来源】伞形科植物当归的干燥根。

【原植物】当归 *Angelica sinensis* (Oliv.)Diels。

【常用别名】秦归、西当归、岷归。

【性味功效】甘、辛,温。补血活血,调经止痛,润肠通便。

【药典与标准】《中华人民共和国药典》(2020年版一部),139页。2019年第8号文件国家卫健委新增6种药食同源中药之一。

【药材性状】

本品略呈圆柱形,下部有支根3~5条或更多,长15~25cm。表面浅棕色至棕褐色,具纵皱纹和横长皮孔样突起。根头(归头)直径1.5~4cm,具环纹,上端圆钝,或具数个明显突出的根茎痕,有紫色或黄绿色的茎和叶鞘的残基;主根(归身)表面凹凸不平;支根(归尾)直径0.3~1cm,上粗下细,多扭曲,有少数须根痕。质柔韧,断面黄白色或淡黄棕色,皮部厚,有裂隙和多数棕色点状分泌腔,木部色较淡,形成层环黄棕色。有浓郁的香气,味甘、辛、微苦。

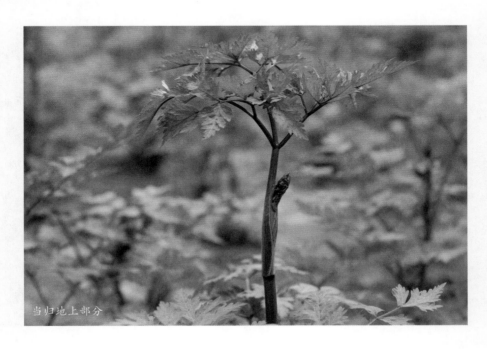

当归地上部分

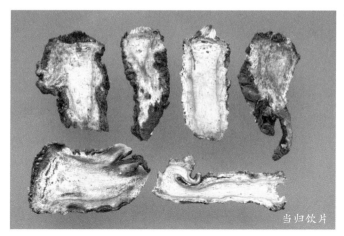

当归饮片

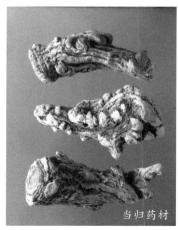

当归药材

【附注】

　　当归为甘肃省主产药材之首。产定西、陇南、甘南等地区。在岷县、漳县、宕昌有少量野生，药材商品来源于栽培品。栽培于海拔2300~2700m的高寒阴湿地。以岷县产量大，质量佳。行销国内，并大量出口。

【餐饮举例】

　　当归生姜羊肉汤、当归乌鸡汤、当归红枣排骨汤等。

【文献记载】

　　《中国植物志》第五十五卷，第三分册，41~43页。以当归为正名收载，别名秦归（甘肃、四川）、云归（云南）。主产甘肃东南部，以岷县产量多，质量好，其次云南、四川、陕西、湖北等省，均为栽培。国内有些省区也已引种栽培。

　　《中华本草》第5册，第十五卷，893~904页。以当归为正名收载，别名干归（《神农本草经》）、马尾当归（《本草经集注》）、秦归、马尾归（《本草纲目》）、云归（云南）、西当归、岷归（甘肃）等。根茎入药，味甘、辛、苦，性温；补血，活血，调经止痛，润燥滑肠。

【形态特征】

　　多年生草本，高0.4~1m。主根粗短，呈不整齐圆柱形，凹凸不平，外皮棕褐色，断面淡黄棕色或黄白色；支根数条至10余条。茎带紫色，有纵直槽纹。叶互生，2~3回羽状分裂，小裂片边缘有缺刻。叶柄长3~11cm，基部膨大成鞘。复伞形花序，伞辐9~30；每一小伞形花序有花13~36朵，花小，白色，5数，子房下位。双悬果椭圆形，分果有5条棱，侧棱有薄翅；每棱槽有1个油管，合生面2个油管。花期6~7月，果期7~9月。

030 肉苁蓉

【来源】列当科植物肉苁蓉或管花肉苁蓉的干燥带鳞叶的肉质茎。

【原植物】肉苁蓉 *Cistanche deserticola* Y. C. Ma 或管花肉苁蓉 *Cistanche tuhulosa* (Schenk) Wight。

【常用别名】地精、苁蓉、大芸。

【性味功效】甘、咸,温。补肾阳,益精血,润肠通便。

【药典与标准】《中华人民共和国药典》(2020年版一部),140~141页。国家卫生健康委员会、国家市场监督管理总局2023年第9号公告,纳入药食同源名单。

【药材性状】

肉苁蓉　呈扁圆柱形,稍弯曲,长3~15cm,直径2~8cm。表面棕褐色或灰棕色,密被覆瓦状排列的肉质鳞叶,通常鳞叶先端已断。体重,质硬,微有柔性,不易折断,断面棕褐色,有淡棕色点状维管束,排列成波状环纹。气微,味甜、微苦。

管花肉苁蓉　呈类纺锤形、扁纺锤形或扁柱形,稍弯曲,长5~25cm,直径2.5~9cm。表面棕褐色至黑褐色。断面颗粒状,灰棕色至灰褐色,散生点状维管束。

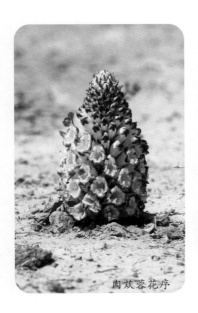

肉苁蓉花序

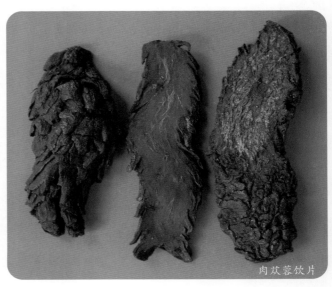

肉苁蓉饮片

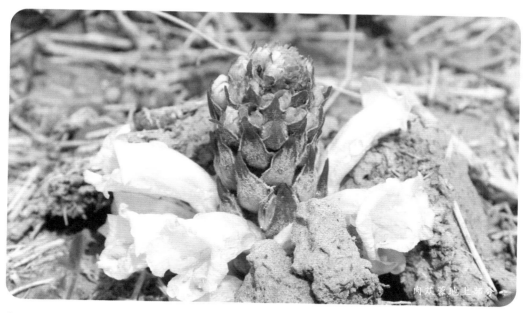

肉苁蓉地上部分

【附注】

为维吾尔族、蒙古族习用药材。

【餐饮举例】

苁蓉蜂蜜茶、苁蓉润肠茶等。

【文献记载】

《中国植物志》第六十九卷,86~87页。肉苁蓉产自内蒙古、宁夏、甘肃及新疆。生于梭梭荒漠的沙丘,海拔225~1150m;主要寄主有梭梭 Haloxylon ammodendron (C. A. Mey.) Bunge 及白梭梭 Haloxylon persicum Bunge ex Boiss. et Buhse。茎入药(中药名:肉苁蓉),采后晾干后为生大芸,盐渍为盐大芸,在西北地区有"沙漠人参"之称,有补精血、益肾壮阳、润肠通便之功效。

《中华本草》第7册,第二十卷,509~513页。以肉苁蓉为正名收载,别名肉松蓉、纵蓉(《本草经集注》)、地精、苁蓉、大芸(《中药志》)、寸芸(《全国中草药汇编》)等。肉质茎入药:味甘、咸,性温;补肾阳,益精血,润肠道。

【形态特征】

多年生寄生草本,高40~160cm,大部分地下生。茎肉质肥厚,圆柱形,向上渐细,不分枝。叶鳞片状,在茎上呈螺旋状排列,下部较密,上部渐稀疏,变狭。叶片宽卵形或三角状卵形。穗状花序,花密集;黄色,干后变暗紫色;花萼钟状,长约15mm,5浅裂,边缘有细圆齿;花冠管状钟形,长约3cm,裂片5,开展,近半圆形,边缘有细圆齿;雄蕊4,着生在花冠管下部,花丝下部被长柔毛;子房上位,基部具黄色蜜腺,花柱光滑,上部弯曲。蒴果卵形,2瓣裂,种子多数。花期5~6月,果期6~8月。

031 肉豆蔻

【来源】肉豆蔻科植物肉豆蔻的干燥种仁。

【原植物】肉豆蔻 *Myristica fragrans* Houtt.。

【常用别名】玉果、豆蔻。

【性味功效】辛,温。温中行气,涩肠止泻。

【药典与标准】《中华人民共和国药典》(2020年版一部),141~142页。2002年国家卫生部公布87种药食同源中药之一。

【药材性状】

本品呈卵圆形或椭圆形,长2~3cm,直径1.5~2.5cm。表面灰棕色或灰黄色,有时外被白粉(石灰粉末)。全体有浅色纵行沟纹和不规则网状沟纹。种脐位于宽端,呈浅色圆形突起,合点呈暗凹陷。种脊呈纵沟状,连接两端。质坚,断面显棕黄色相杂的大理石花纹,宽端可见干燥皱缩的胚,富油性。气香浓烈,味辛。

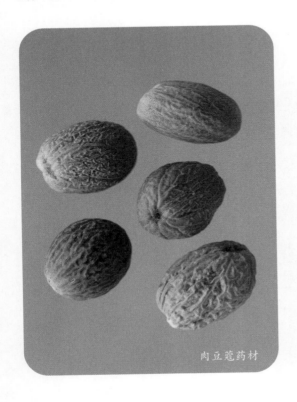

肉豆蔻药材

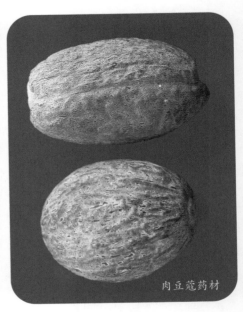

肉豆蔻药材

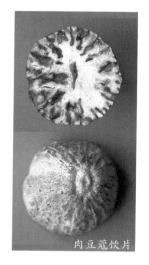

肉豆蔻饮片

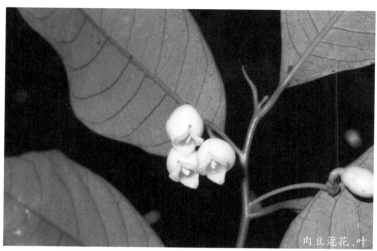

肉豆蔻花、叶

【餐饮举例】

肉豆蔻煎鸡腿、肉豆蔻蜂蜜烤血橙、肉豆蔻芝士面包等。

【文献记载】

《中国植物志》第三十卷,第二分册,第194页。以肉豆蔻(《开宝本草》)为正名收载,别名肉果、玉果(广西)。原产马鲁古群岛,热带地区广泛栽培。我国台湾、广东、云南等地已引种试种。本种为热带著名的香料和药用植物,产地用假种皮捣碎加入凉菜或其他腌渍品中作为调味食用;种子含固体油,可供工业用油,其余部分供药用,治虚泻冷痢、脘腹冷痛、呕吐等;外用可作寄生虫驱除剂,治疗风湿痛等。

《广东植物志》第二卷,第43页。海南岛兴隆有引种。

《中华本草》第3册,第七卷,12~16页。以肉豆蔻(《药性论》)为正名收载,别名玉果(《全国中草药汇编》)、豆蔻(《续传信方》)、伽拘勒(《开宝本草》)等。种仁入药。味辛,微苦,性温;温中涩肠,行气消食。

【形态特征】

常绿乔木,高达15m。叶互生,革质,椭圆状披针形或椭圆形,长5~15cm,全缘,侧脉8~10对;叶柄长7~10mm。总状花序腋生,花单性异株,花被壶形,3裂,黄白色;雄蕊8~12,花丝联合成圆柱状,花药合生;子房椭圆形,外面密被锈色绒毛,花柱极短,柱头先端2裂。浆果卵形,长5~7cm,黄棕色,成熟时纵裂成2瓣,露出绯红色肉质假种皮。内含种子1粒,种皮红褐色,木质坚硬。

032 肉 桂

【来源】樟科植物肉桂的干燥树皮。

【原植物】肉桂 *Cinnamomum cassia* Presl。

【常用别名】玉桂、桂皮、桂木。

【性味功效】辛、甘，大热。补火助阳，引火归原，散寒止痛，温通经脉。

【药典与标准】《中华人民共和国药典》(2020年版一部)，142~143页。2002年国家卫生部公布87种药食同源中药之一。

【药材性状】

　　本品呈槽状或卷筒状，长30~40cm，宽或直径3~10cm，厚0.2~0.8cm，外表面灰棕色，稍粗糙，有不规则的细皱纹和横向突起的皮孔，有的可见灰白色的斑纹；内表面红棕色，略平坦，有细纵纹，划之显油痕。质硬而脆，易折断，断面不平坦，外层棕色而较粗糙，内层红棕色而油润，两层间有1条黄棕色的线纹。气香浓烈，味甜、辣。

【附注】

　　肉桂的幼果在民间称桂花或桂芽，不同于木犀科的桂花，应区别清楚。

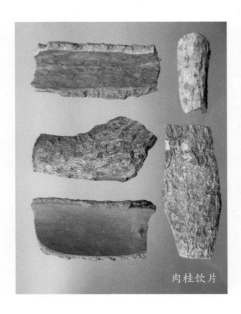

肉桂饮片

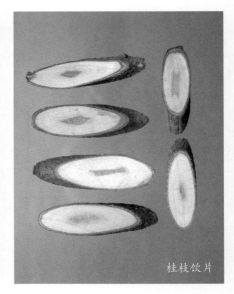

桂枝饮片

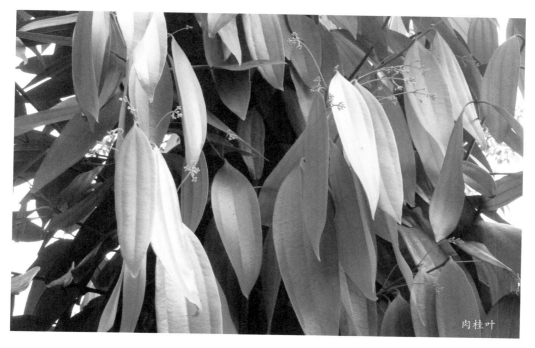

肉桂叶

【餐饮举例】

肉桂烤面包、肉桂陈皮茶、肉桂红糖茶等。

【文献记载】

《中国植物志》第三十一卷,223~226页。为一栽培种,原产我国。现广东、广西、福建、台湾、云南等省区广为栽培,其中尤以广西为多。肉桂的树皮、叶及"桂花"(初结的果)均有强烈的肉桂味,其中以花最浓,依次为花梗、树皮及叶。枝、叶、果实可提制桂油,桂油为合成桂酸等重要香料的原料,用作化妆品原料,亦供巧克力及香烟配料,药用作矫臭剂、祛风剂、刺激性芳香剂等,并有防腐作用。桂子可治虚寒胃痛。肉桂的药用品质因产地和品种而异。

《中华本草》第3册,第七卷,34~46页。肉桂(树皮),辛、甘、热;补火助阳,引火归原,散寒止痛,温通经脉。桂枝(嫩枝),辛、甘、温;散寒解表,温通经脉,通阳化气。叶,辛,温;温中散寒,解表发汗。桂丁(幼嫩果实),甘、辛,温;温里散寒,止痛,止呃。

【形态特征】

常绿乔木,高12~17m。树皮灰褐色,幼枝略呈四棱形,被褐色短茸毛。叶互生或近对生,长椭圆形至近披针形,长8~16cm,宽3~6cm,革质,全缘,上面绿色有光泽,下面粉绿色,被毛,离基三出脉。圆锥花序,花小,两性,黄绿色;能育雄蕊9;子房上位。浆果,熟时黑紫色。花期6~8月,果期10~12月。

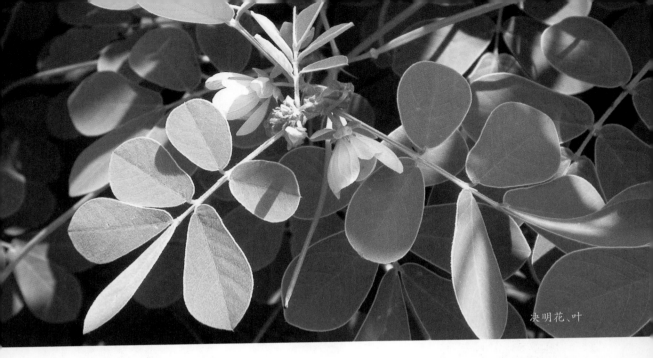

决明花、叶

033 决明子

【来源】豆科植物钝叶决明或决明的干燥成熟种子。

【原植物】钝叶决明 *Cassia obtusifolia* L. 或决明 *Cassia tora* L.。

【常用别名】草决明、假花生、马蹄决明。

【性味功效】甘、苦、咸，微寒。清热明目，润肠通便。

【药典与标准】《中华人民共和国药典》（2020年版一部），151~152页。2002
年国家卫生部公布87种药食同源中药之一。

【药材性状】

钝叶决明　略呈菱方形或短圆柱形，两端平行倾斜，长3~7mm，宽2~4mm。表面
绿棕色或暗棕色，平滑有光泽。一端较平坦，另端斜尖，背腹面各有1条突起的棱线，
棱线两侧各有1条斜向对称而色较浅的线形凹纹。质坚硬，不易破碎。种皮薄，子叶
2，黄色，呈"S"形折曲并重叠。气微，味微苦。

决明　呈短圆柱形，较小，长3~5mm，宽2~3mm。表面棱线两侧各有1片宽广的
浅黄棕色带。

【餐饮举例】

二十四味凉茶、决明子荷叶茶、决明子蜂蜜茶等。

【文献记载】

《中国植物志》第三十九卷，126页。以决明为正名收载，别名草决明、假花生、假绿豆、马蹄决明。我国长江以南各省区普遍分布。生于山坡、旷野及河滩沙地上。其种子叫决明子，有清肝明目、利水通便之功效，同时还可提取蓝色染料；苗叶和嫩果可食。

《中华本草》第4册，第十一卷，405~410页。决明子（《神农本草经》），种子入药。味苦、甘、咸，性微寒；清肝明目，利水通便。

【形态特征】

一年生亚灌木状草本，高1~2m。偶数羽状复叶互生，长4~8cm；叶轴上每对小叶间有棒状腺体1枚；小叶3对，倒卵形或倒卵状长椭圆形，长2~6cm，宽1.5~2.5cm，顶端圆钝而有小尖头，基部渐狭，偏斜，全缘。花腋生；萼片5，稍不等大，长约8mm；花瓣黄色，长12~15mm；雄蕊3退化，7能育；子房上位，被白色柔毛。荚果纤细，近四棱形，长达15cm，宽3~4mm；种子约25粒，菱形，光亮。花果期8~11月。

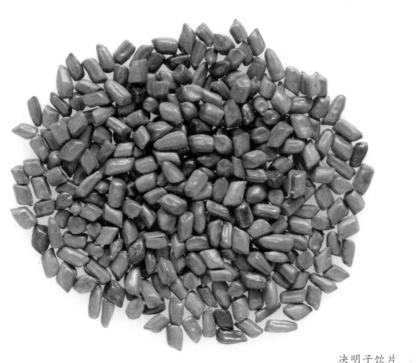

决明子饮片

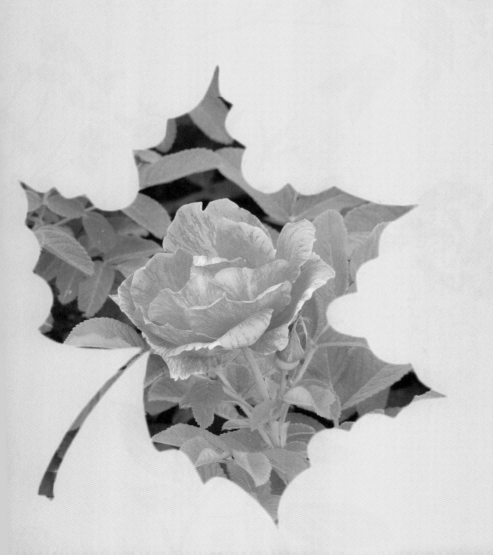

七 画

34. 麦芽

35. 赤小豆

36. 芫荽

37. 花椒

38. 芡实

39. 杜仲叶

40. 杏仁(苦、甜)

41. 佛手

42. 余甘子

43. 沙棘

44. 灵芝

八 画

45. 青果

46. 玫瑰花

47. 松花粉

48. 枣(大枣、酸枣、黑枣)

49. 郁李仁

50. 昆布

51. 罗汉果

52. 金银花

53. 鱼腥草

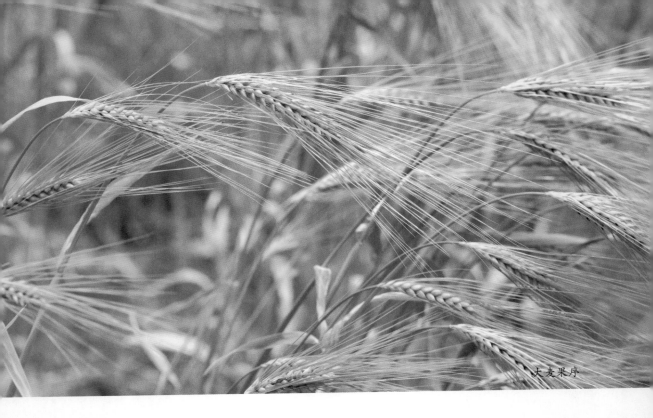

大麦果序

034 麦 芽

【来源】禾本科植物大麦的成熟果实经发芽干燥的炮制加工品。

【原植物】大麦 *Hordeum vulgare* L.。

【常用别名】大麦芽、大麦毛、大麦蘖。

【性味功效】甘,平。行气消食,健脾开胃,回乳消胀。

【药典与标准】《中华人民共和国药典》(2020年版一部),163页。2002年国家卫生部公布87种药食同源中药之一。

【药材性状】

　　本品呈梭形,长8~12mm,直径3~4mm。表面淡黄色,背面为外稃包围,具5脉;腹面为内稃包围。除去内外稃后,腹面有1条纵沟;基部胚根处生出幼芽和须根,幼芽长披针状条形,长约5mm。须根数条,纤细而弯曲。质硬,断面白色,粉性。气微,味微甘。

【餐饮举例】

　　麦芽糖、麦芽山楂炖瘦肉、麦芽橘皮茶等。

【文献记载】

《中国植物志》第九卷,第三分册,33~34页。以大麦(《名医别录》)为正名收载。我国南北各地栽培。

《中国高等植物图鉴》第五卷,089页。大麦为普遍栽培的重要粮食作物,也是啤酒和麦芽糖的原料。其变种裸麦(青稞)颖果成熟时与稃体易分离,我国西部常栽培。三叉大麦外稃顶端的芒呈三叉状,颖果与稃体易分离。西藏最普遍栽培,河北、陕西、江苏、四川等地也种植。

《中华本草》第8册,第二十三卷,352~356页。以麦芽(《本草纲目》)为正名收载,别名大麦蘗(《药性论》)、麦蘗(《日华子本草》)、大麦毛(《滇南本草》)、大麦芽(《本草汇言》)。发芽颖果,甘,平;消食化积,回乳。颖果,甘,凉;健脾和胃,宽肠,利水。幼苗,苦、辛,寒;利湿退黄,护肤敛疮。茎秆,甘、苦,温;利湿消肿,理气。

【形态特征】

一年生草本。秆粗壮,光滑无毛,直立,高50~100cm。叶鞘松弛抱茎,两侧有两披针形叶耳;叶舌膜质,长1~2mm;叶片长9~20cm,宽6~20mm,扁平。穗状花序长3~8cm(芒除外),直径约1.5cm,小穗稠密,每节着生3枚发育的小穗;小穗均无柄,长1~1.5cm(芒除外);颖线状披针形,外被短柔毛,先端常延伸为长8~14mm的芒;外稃具5脉,先端延伸成芒,芒长8~15cm,边棱具细刺;内稃与外稃几等长。颖果熟时黏着于稃内,不脱出。花期3~4月。果期4~5月。

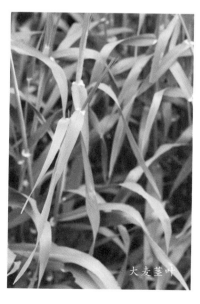

大麦茎叶

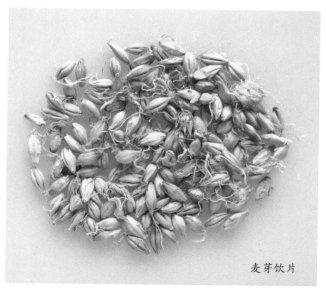

麦芽饮片

035 赤小豆

【来源】豆科植物赤小豆或赤豆的干燥成熟种子。

【原植物】赤小豆 *Vigna umbellata* Ohwi et Ohashi、赤豆 *Vigna angularis* Ohwi et Ohashi。

【性味功效】甘、酸，平。利水消肿，解毒排脓。

【药典与标准】《中华人民共和国药典》（2020年版一部），165页。2002年国家卫生部公布87种药食同源中药之一。

【药材性状】

　　赤小豆　呈长圆形而稍扁，长5~8mm，直径3~5mm。表面紫红色，无光泽或微有光泽；一侧有线形突起的种脐，偏向一端，白色，约为全长2/3，中间凹陷成纵沟；另一侧有1条不明显的棱脊。质硬，不易破碎。子叶2，乳白色。气微，味微甘。

　　赤豆　呈短圆柱形，两端较平截或钝圆，宜径4~6mm。表面暗棕红色，有光泽，种脐不突起。

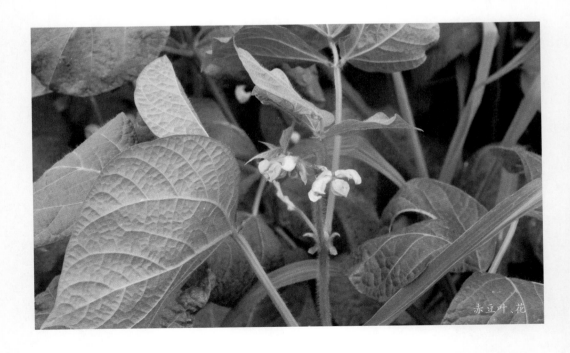

赤豆叶、花

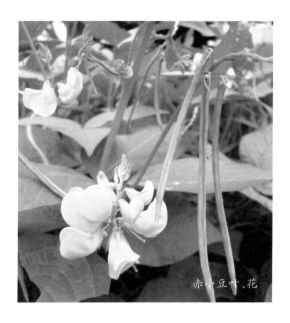

赤小豆叶、花

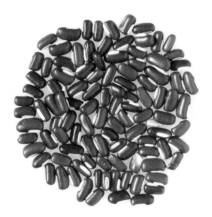

赤小豆饮片

【餐饮举例】

红豆薏米粥、红豆大枣糯米粥、红豆沙月饼、红豆鲫鱼汤等。

【文献记载】

《中国植物志》第四十一卷,287页。以赤豆(《唐本草》)为正名收载,别名小豆(通称)、红豆(广州)、红小豆(东北)。我国南北均有栽培。种子供食用,煮粥、制豆沙均可。入药治水肿脚气、泻痢、痈肿,并为缓和的清热解毒药及利尿药;浸水后捣烂外敷,治各种肿毒。

《中国植物志》第四十一卷,288页。以赤小豆(《神农本草经》)为正名收载,别名米豆、饭豆。我国南部野生或栽培。种子供食用;入药,有行血补血、健脾去湿、利水消肿之效。

【形态特征】

赤豆:一年生直立或缠绕草本。高30~90cm。羽状复叶互生,具3小叶;托叶盾状着生,箭头形;小叶卵形至菱状卵形,长5~10cm,宽5~8cm,侧生的偏斜,全缘或浅三裂,两面均稍被疏长毛。花黄色,数朵生于总花梗顶端;花萼钟状,长3~4mm;花冠蝶形,长约9mm;雄蕊10,二体;子房上位。荚果圆柱状,长5~8cm,宽5~6mm,平展或下弯;种子通常暗红色,长圆柱形,长5~6mm,宽4~5mm,两头截平或近浑圆。花期夏季,果期9~10月。

赤小豆与赤豆的主要区别在于:托叶披针形或卵状披针形;花冠长约1.8cm。

036 芫荽

【来源】伞形科植物芫荽的干燥全草炮制加工品。

【原植物】芫荽 *Coriandrum sativum* L.。

【常用别名】香菜、胡荽、园荽。

【性味功效】辛，温。健胃消积，理气止痛，透疹解毒。

【药典与标准】《卫生部药品标准中药材第一册》（1992年），43页。2014年国家卫计委新增15种药食同源名单的中药之一。

【药材性状】

  干燥的全草，叶多卷缩脱落，呈草黄色；茎亦枯萎，粗约1mm；根须卷曲，具浓烈的特殊香味。以色带青、香气浓厚者为佳。

【餐饮举例】

  芫荽胡辣汤、芫荽拌香干、芫荽炒牛肉等。

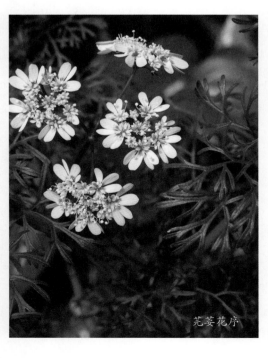

芫荽花序

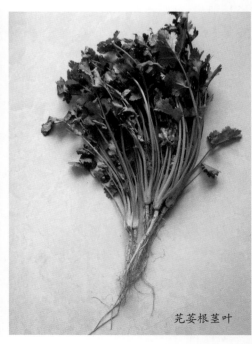

芫荽根茎叶

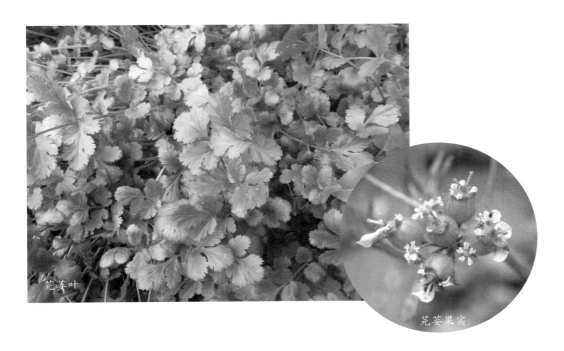

芫荽叶

芫荽果实

【文献记载】

《中国植物志》第五十五卷,第一分册,89~91页。以芫荽(《本草纲目》)为正名收载,别名香荽(《本草拾遗》)、胡荽(《食疗本草》)。原产欧洲地中海地区,我国西汉时(公元前一世纪)张骞从西域带回,现我国东北、河北、山东、安徽、江苏、浙江、江西、湖南、广东、广西、陕西、四川、贵州、云南、西藏等省区均有栽培。茎叶作蔬菜和调香料,并有健胃消食作用;果实可提芳香油;种子含油约20%;果入药,有祛风、透疹、健胃、祛痰之效。

《中华本草》第5册,第十五卷,937~938页。以胡荽子(《千金食治》)为正名收载,别名芫荽子(《普济方》)。双悬果,辛、酸,平;健胃消积,理气止痛,透疹解毒。

【形态特征】

一或二年生草本,有强烈特殊气味,高20~100cm。根生叶有柄,柄长2~8cm;叶片1或2回羽状全裂;上部茎生叶3回以至多回羽状分裂,末回裂片狭线形,长5~10mm,宽0.5~1mm,全缘。伞形花序顶生或与叶对生,花序梗长2~8cm;伞辐3~7,花小,5数,白色或带淡紫色;萼齿通常大小不等;花瓣倒卵形,雄蕊5,子房下位。双悬果球形,背面主棱及相邻的次棱明显,油管不明显或有1个位于次棱的下方。花果期4~11月。

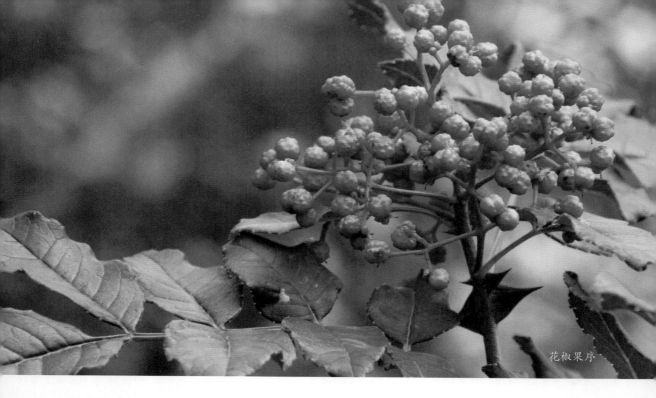

花椒果序

037 花椒

【来源】芸香科植物花椒或青椒的干燥成熟果皮。

【原植物】花椒 *Zanthoxylum bungeanum* Maxim.、青椒 *Zanthoxylum schinifolium* Sieb et Zucc.。

【常用别名】大椒、秦椒、蜀椒。

【性味功效】辛,温。温中止痛,杀虫止痒。

【药典与标准】《中华人民共和国药典》(2020年版一部),166~167页。2002年国家卫生部公布87种药食同源中药之一。

【药材性状】

花椒　蓇葖果多单生,直径 4~5mm。外表面紫红色或棕红色,散有多数疣状突起的油点,直径 0.5~1mm,对光观察半透明;内表面淡黄色。香气浓,味麻辣而持久。

青椒　多为 2~3 个上部离生的小蓇葖果,集生于小果梗上,蓇葖果球形,沿腹缝线开裂,直径 3~4mm。外表面灰绿色或暗绿色,散有多数油点和细密的网状隆起皱纹;内表面类白色,光滑。内果皮常由基部与外果皮分离。残存种子呈卵形,长 3~4mm,直径 2~3mm,表面黑色,有光泽。气香,味微甜而辛。

【附注】

花椒用作中药,有温中行气、逐寒、止痛、杀虫等功效。李时珍《本草纲目》中提及的"椒目"即是花椒的种子,"黄壳"指花椒的内果皮,"椒红"或"红"是指花椒的外果皮。

【餐饮举例】

椒麻鸡、担担面、麻婆豆腐、回锅肉等。

【文献记载】

《中国植物志》第四十三卷,第二分册,44~47页。以花椒(通称)为正名收载。别名椒(《诗经》)、大椒(《尔雅》)、秦椒、蜀椒(《神农本草经》)等。产地北起东北南部,南至五岭北坡,东南至江苏、浙江沿海地带,西南至西藏东南部;台湾、海南及广东不产。见于平原至海拔较高的山地,在青海,见于海拔2500m的坡地,也有栽种。耐旱,喜阳光,各地多栽种。

《中华本草》第4册,第十二卷,976~984页。花椒(《日用本草》)别名大椒(《尔雅》)、秦椒、蜀椒(《神农本草经》)、南椒(《雷公炮炙录》)、汉椒(《日华子本草》)、点椒(《本草纲目》)等。果皮,辛,温,小毒;温中止痛,除湿止泻,杀虫止痒。种子(椒目),有小毒;利水消肿,祛痰平喘。茎,祛风散寒。叶,温中散寒,燥湿健脾,杀虫解毒。根,散寒,除湿,止痛,杀虫。

【形态特征】

灌木或小乔木,高3~7m。枝棕褐色,有皮刺;嫩枝被短柔毛。叶互生,奇数羽状复叶,小叶片5~13,几无柄,卵形,长2~7cm,宽1~3.5cm,边缘有锯齿状裂齿,齿间具腺点,表面深绿色,背面浅绿色,疏生腺点。聚伞状圆锥形花序,花单性;花被片6~8,黄绿色,三角状披针形;雄蕊与花被片同数;雌花中离生心皮2~4。蓇葖果色泽鲜红,紫红或洋红色,密生疣状腺体。种子黑色,有光泽。花期4~5月,果期8~10月。

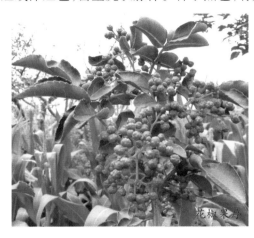

花椒果序

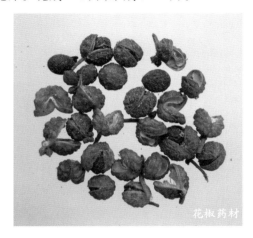

花椒药材

038 芡 实

【来源】睡莲科植物芡的干燥成熟种仁。

【原植物】芡 *Euryale ferox* Salisb.

【常用别名】鸡头米、鸡头莲、假莲藕。

【性味功效】甘、涩，平。益肾固精，补脾止泻，除湿止带。

【药典与标准】《中华人民共和国药典》(2020年版一部)，170页。2002年国家卫生部公布87种药食同源中药之一。

【药材性状】

　　本品呈类球形，多为破粒，完整者直径5~8mm。表面有棕红色或红褐色内种皮，一端黄白色，约占全体1/3，有凹点状的种脐痕，除去内种皮显白色。质较硬，断面白色，粉性。气微，味淡。

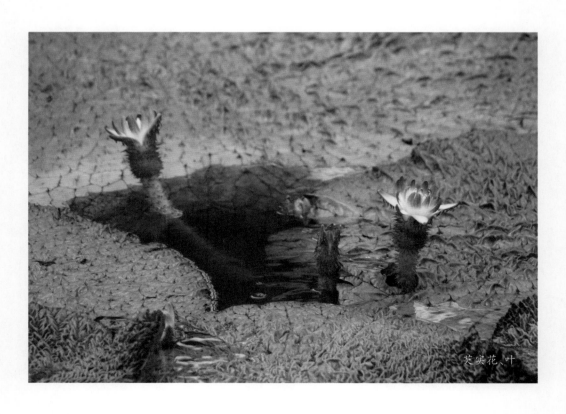

芡实花、叶

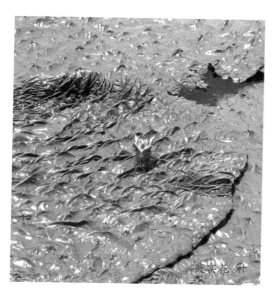
芡实花、叶

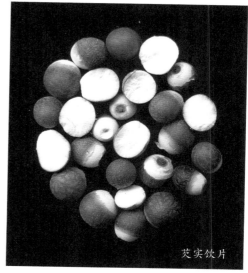
芡实饮片

【餐饮举例】

芡实南瓜粥、芡实南瓜煲红豆、芡实莲子银耳汤、芡实鸡爪汤等。

【文献记载】

《中国植物志》第二十七卷，6~7页。以芡实(《本草纲目》)为正名收载,别名鸡头米(东北、河北、山东、江苏)、鸡头莲(山东、江苏、河南、江西、四川、广西)、鸡头荷(江西)、刺莲藕(广西)、假莲藕、湖南根(广西)。产我国南北各省,从黑龙江至云南、广东。生在池塘、湖沼中。种子含淀粉,供食用、酿酒及制副食品用;供药用,补脾益肾、涩精。全草为猪饲料,又可作绿肥。

《中华本草》第3册,第八卷,396~399页。以芡实(《本草纲目》)为正名收载,别名鸡头实、雁喙实(《神农本草经》)、水流黄(《东坡杂记》)、水鸡头(《经验方》)等。种仁,甘、涩、平;固肾涩精,补脾止泻。根,散结止痛,止带。茎,清虚热,生津液。叶,行气和血,祛瘀止血。

【形态特征】

一年生大型水生草本,全株具尖刺。根茎粗壮而短,茎不明显。沉水叶箭形或椭圆肾形,长4~10cm,两面无刺;浮水叶革质,椭圆肾形至圆形,直径10~130cm,盾状,全缘,下面带紫色,两面在叶脉分枝处有锐刺;叶柄及花梗粗壮,长可达25cm。花单生,昼开夜合,长约5cm;萼片4,披针形,内面紫色;花瓣多数,长1.5~2cm,紫红色,成数轮排列,向内渐变成雄蕊;雄蕊多数,子房下位,心皮8。浆果球形,直径3~5cm,污紫红色,外面密生硬刺;种子球形,直径约10mm,黑色。花期7~8月,果期8~9月。

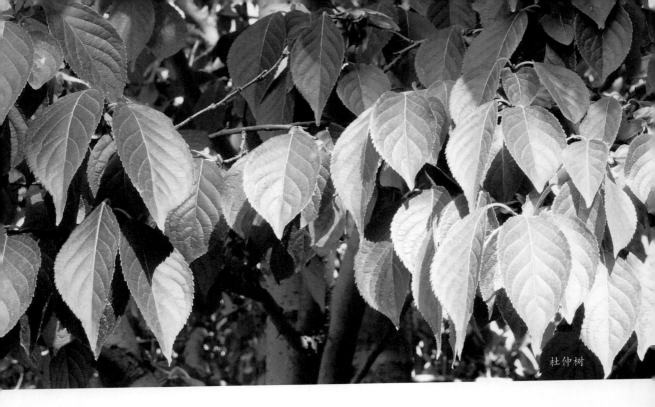

杜仲树

039 杜仲叶

【来源】杜仲科植物杜仲的干燥叶。

【原植物】杜仲 *Eucommia ulmoides* Oliv.

【常用别名】木绵叶、丝连叶。

【性味功效】微辛，温。补肝肾，强筋骨。

【药典与标准】《中华人民共和国药典》（2020年版一部），173页。国家卫生健康委员会、国家市场监督管理总局2023年第9号公告，纳入药食同源名单。

【药材性状】

　　本品多破碎，完整叶片展平后呈椭圆形或卵形，长7~15cm，宽3.5~7cm。表面黄绿色或黄褐色，微有光泽，先端渐尖，基部圆形或广楔形，边缘有锯齿，具短叶柄。质脆，搓之易碎，折断面有少量银白色橡胶丝相连。气微，味微苦。

【餐饮举例】

　　杜仲叶茶等。

【文献记载】

《中国植物志》第三十五卷,第二分册,116~118页。以杜仲(《中国高等植物图鉴》)为正名收载。分布于陕西、甘肃、河南、湖北、四川、云南、贵州、湖南及浙江等省区,现各地广泛栽种。在自然状态下,生长于海拔300~500m的低山,谷地或低坡的疏林里,对土壤的选择并不严格,在瘠薄的红土,或岩石峭壁均能生长。

树皮分泌的硬橡胶供工业原料及绝缘材料,抗酸、碱及化学试剂的腐蚀的性能高,可制造耐酸、碱容量及管道的衬里;种子含油率达27%;木材供建筑及制家具。

《中华本草》第2册,第五卷,458~464页。杜仲始载于《神农本草经》,别名思仙(《神农本草经》)、思仲、木绵(《名医别录》)、丝连皮(《中药志》)等。树皮:甘、微辛,温。补肝肾,强筋骨,安胎。叶:微辛,温。补肝肾,强筋骨,降血压。

【形态特征】

落叶乔木,高达20m。树皮和叶折断后有银白色胶丝,皮孔斜方形。单叶互生,椭圆形或椭圆状卵形,长6~18cm,宽3~7cm,边缘有锯齿。花单性异株,无花被,先叶开放或与叶同时开放,生于小枝基部,雄花:雄蕊5~10;雌花:子房上位,柱头2裂。翅果卵状狭椭圆形,长约3.5cm,种子1粒。花期4~5月,果期9~10月。

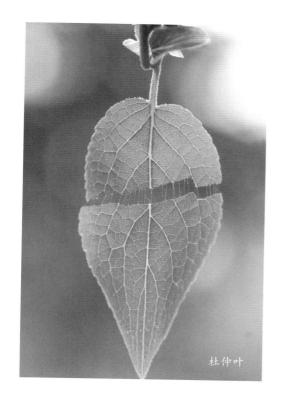

杜仲叶

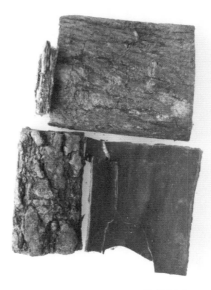

杜仲树皮

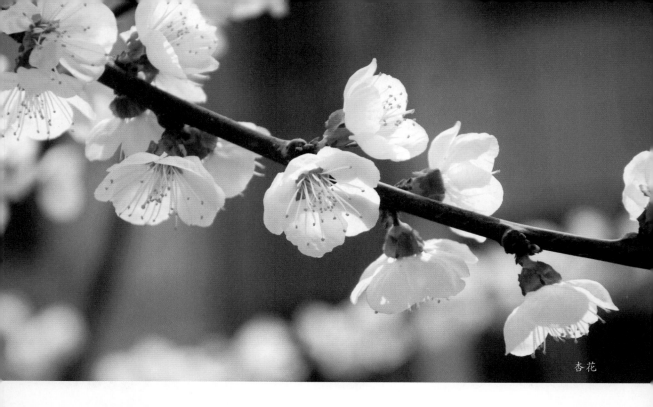
杏花

040 杏仁(苦、甜)

【来源】蔷薇科植物杏、山杏、西伯利亚杏、东北杏的干燥成熟种子。

【原植物】山杏 *Prunus armeniaca* L.var.*ansu* Maxim、西伯利亚杏 *Prunus sibirica* L.、东北杏 *Prunus mandshurica* (Maxim.) Koehne 或杏 *Prunus armeniaca* L.

【性味功效】苦,微温,有小毒。降气止咳平喘,润肠通便。

【药典与标准】《中华人民共和国药典》(2020年版一部),210~211页。《卫生部关于进一步规范保健食品原料管理的通知》卫法监发[2002]51号文件。2002年国家卫生部公布87种药食同源中药之一(包括苦杏仁和甜杏仁)。

【药材性状】

本品呈扁心形,长1~1.9cm,宽0.8~1.5cm,厚0.5~0.8cm。表面黄棕色至深棕色,一端尖,另端钝圆,肥厚,左右不对称,尖端一侧有短线形种脐,圆端合点处向上具多数深棕色的脉纹。种皮薄,子叶2,乳白色,富油性。气微,味苦。

【餐饮举例】

杏仁粉、杏仁茶、核桃杏仁露、杏仁面包、杏仁桃酥等。

【文献记载】

《中国植物志》第三十八卷，25~29页。产全国各地，多数为栽培，尤以华北、西北和华东地区种植较多，少数地区逸为野生，在新疆伊犁一带野生成纯林或与新疆野苹果林混生，海拔可达3000m。世界各地也均有栽培。种仁（杏仁）入药，有止咳祛痰、定喘润肠之效。

《中华本草》第4册，第十卷，93~101页。以杏仁（《雷公炮炙录》）为正名收载。种子入药，味苦，性微温，小毒；降气化痰，止咳平喘，润肠通便。果实，润肺定喘，生津止渴。叶，祛风利湿，明目。花，活血补虚。

【形态特征】

杏：落叶乔木，高达5~8m。树皮灰褐色，纵裂；具多数皮孔。叶互生，叶柄多带红色，基部常具1~6腺体；叶片宽卵形或圆卵形，长5~10cm，宽4~8cm，基部圆形或近心形，叶缘有圆钝锯齿。花单生；直径2~3cm，先叶开放；花萼紫绿色，5裂；花瓣5，白色或粉红色，具短爪；雄蕊多数，着生在萼筒的顶端；子房上位。核果，近球形，直径约2.5cm以上，黄色至黄红色，常具红晕，果肉多汁，核平滑；种仁味苦或甜。花期3~4月，果期6~7月。

山杏与杏的主要区别在于：叶基部楔形或宽楔形；花常2朵，淡红色；核卵球形，离肉，表面粗糙。

西伯利亚杏与杏的主要区别在于：叶片卵形或近圆形，先端长渐尖至尾尖，果核基部常不对称。

东北杏与杏的主要区别在于：叶缘有不整齐细长尖锐重锯齿。

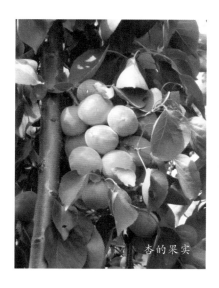

杏的果实

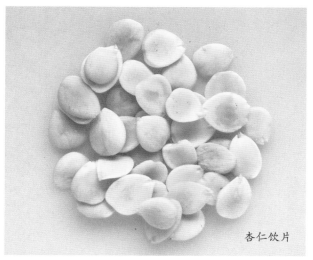

杏仁饮片

041 佛 手

【来源】芸香科植物佛手的干燥果实。

【原植物】佛手 *Citrus medica* L.var. sarcodactylis Swingle。

【性味功效】辛、苦、酸,温。疏肝理气,和胃止痛,燥湿化痰。

【药典与标准】《中华人民共和国药典》(2020年版一部),185~186页。2002年国家卫生部公布87种药食同源中药之一。

【药材性状】

    本品为类椭圆形或卵圆形的薄片,常皱缩或卷曲,长6~10cm,宽3~7cm,厚0.2~0.4cm。顶端稍宽,常有3~5个手指状的裂瓣,基部略窄,有的可见果梗痕。外皮黄绿色或橙黄色,有皱纹和油点。果肉浅黄白色或浅黄色,散有凹凸不平的线状或点状维管束。质硬而脆,受潮后柔韧。气香,味微甜后苦。

【餐饮举例】

    佛手果脯、佛手酥、佛手凉果、佛手茶等。

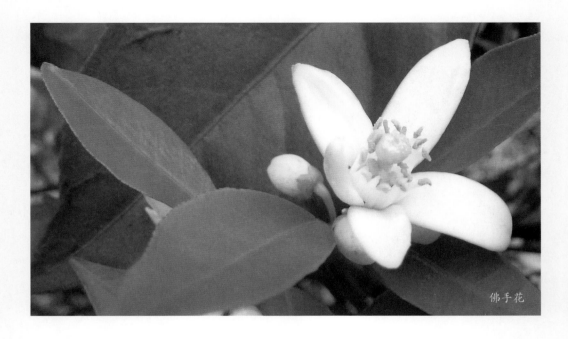

佛手花

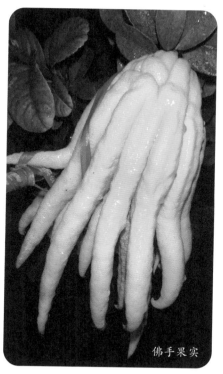

佛手果实

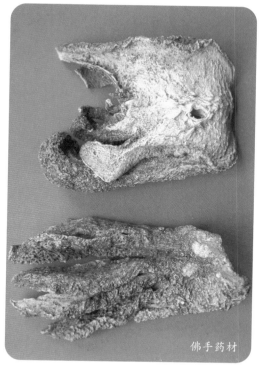

佛手药材

【文献记载】

《中国植物志》第四十三卷,第二分册,186页。佛手为香橼的变种,各器官形态与香橼难以区别。但子房在花住脱落后即行分裂,在果的发育过程中成为手指状肉条,果皮甚厚,通常无种子。花、果期与香橼同。

长江以南各地有栽种。佛手的香气比香橼浓,久置更香。药用佛手因产区不同而名称有别。产浙江的称兰佛手(主产地在兰溪市),产福建的称闽佛手,产广东和广西的称广佛手,产四川和云南的分别称川佛手与云佛手或统称川佛手。手指肉条挺直或斜展的称开佛手,闭合如拳的称闭佛手,或称合拳(广东新语),或拳佛手或假佛手。也有在同一个果上其外轮肉条为扩展性,内轮肉条为拳卷状的。

【形态特征】

常绿小乔木或灌木,幼枝微带紫红色,有短硬刺。叶互生,革质,长圆形或倒卵状长圆形,长8~15cm,宽3.5~6.5cm,边缘有浅锯齿,具透明油点;叶柄短。花杂性,单生、簇生或成总状花序;花萼杯状,4~5裂;花瓣4~5,白色,外面有淡紫色晕斑;雄蕊30~50。柑果卵形或长圆形,顶端裂瓣如拳或指状,表面粗糙,橙黄色。花期4~5月,果期7~11月。

042 余甘子

【来源】大戟科植物余甘子的干燥成熟果实。

【原植物】余甘子 *Phyllanthus emblica* L.。

【常用别名】油柑子、牛甘子、土橄榄。

【性味功效】甘、酸、涩,凉。清热凉血,消食健胃,生津止咳。

【药典与标准】《中华人民共和国药典》(2020年版一部),186~187页。2002年国家卫生部公布87种药食同源中药之一。

【药材性状】

本品呈球形或扁球形,直径1.2~2cm。表面棕褐色或墨绿色,有浅黄色颗粒状突起,具皱纹及不明显的6棱,果梗长约1mm。外果皮厚1~4mm,质硬而脆。内果皮黄白色,硬核样,表面略具6棱,背缝线的偏上部有数条筋脉纹,干后可裂成6瓣,种子6,近三棱形,棕色。气微,味酸涩,回甜。

【餐饮举例】

余甘子蜜枣煲瘦肉、余甘子雪梨木瓜汤、余甘子酒等。

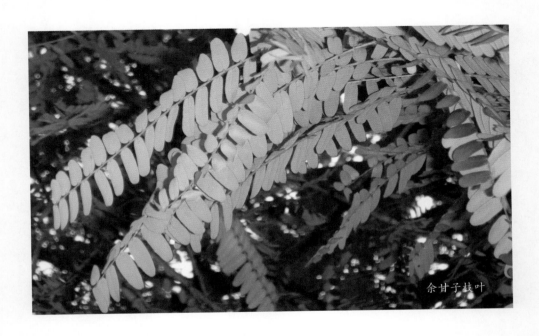
余甘子枝叶

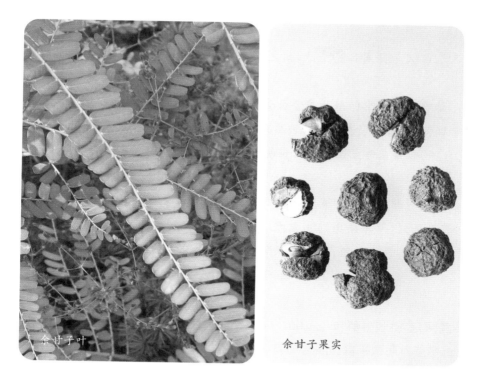

余甘子叶

余甘子果实

【文献记载】

《中国植物志》第四十四卷,第一分册,87~89页。以余甘子(《新修本草》)为正名收载,别名庵摩勒(《南方草木状》)、米含(广西隆安)、望果(云南文山)、油甘子(华南)等。产江西、福建、台湾、广东、海南、广西、四川、贵州和云南等省区。可作荒山荒地酸性土造林的先锋树种。树姿优美,可作庭园风景树,亦可栽培为果树。果实富含维生素,生津止渴,润肺化痰,解河豚中毒等。初食味酸涩,良久乃甘,故名"余甘子"。树根和叶供药用。

《中华本草》第4册,第十二卷,836~838页。余甘子(《本草图经》),别名油柑子(《广州植物志》)、牛甘子(《南宁市药物志》)、土橄榄等。根、叶及果实入药,味苦、甘、酸,性凉;清热利咽,润肺化痰,生津止渴。

【形态特征】

乔木,高可达23m,被黄褐色短柔毛。叶二列,线状长圆形,长8~20mm,宽2~6mm,基部浅心形而稍偏斜,叶柄长0.3~0.7mm。聚伞花序,内有多朵雄花和1朵雌花或全为雄花。雄花:萼片6;雄蕊3,花丝合生成柱;雌花:萼片长圆形或匙形,长1.6~2.5mm;花盘杯状,包藏子房达一半以上,边缘撕裂;子房上位。蒴果核果状,圆球形,直径1~1.3cm。花期4~6月,果期7~9月。

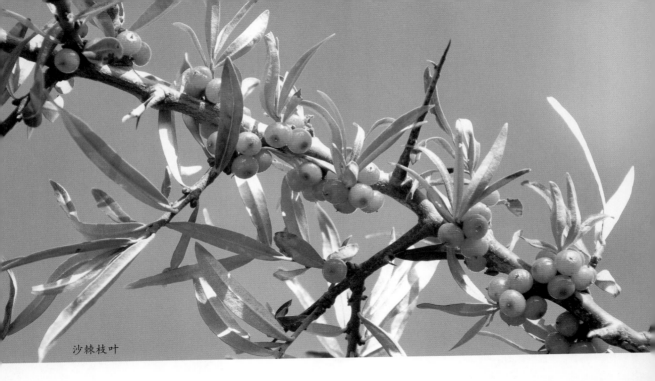

沙棘枝叶

043 沙 棘

【来源】 胡颓子科植物沙棘的干燥成熟果实。

【原植物】 沙棘 *Hippophae rhamnoides* L.。

【常用别名】 醋柳果、酸刺、黑刺。

【性味功效】 酸、涩,温。健脾消食,止咳祛痰,活血散瘀。

【药典与标准】《中华人民共和国药典》(2020年版一部),191~192页。2002年国家卫生部公布87种药食同源中药之一。

【药材性状】

　　本品呈类球形或扁球形,有的数个粘连,单个直径5~8mm。表面橙黄色或棕红色,皱缩,顶端有残存花柱,基部具短小果梗或果梗痕。果肉油润,质柔软。种子斜卵形长约4mm,宽约2mm;表面褐色,有光泽,中间有一纵沟;种皮较硬,种仁乳白色,有油性。气微,味酸、涩。

【附注】

　　藏族、蒙古族习用药材。

【餐饮举例】

沙棘汁、沙棘果茶、沙棘果酒、沙棘叶茶等。

【文献记载】

《中国植物志》第五十二卷,第二分册,64~66页。作为沙棘的亚种之一,以中国沙棘为正名收载,别名醋柳(山西)、黄酸刺、酸刺柳(陕西)、黑刺(青海)、酸刺(内蒙古)。产河北、内蒙古、山西、陕西、甘肃、青海、四川西部。常生于海拔800~3600m温带地区向阳的山脊、谷地、干涸河床地或山坡,多砾石或沙质土壤或黄土上。我国黄土高原极为普遍。

《中华本草》第5册,第十四卷,442~446页。作为沙棘(《内蒙古中草药》)来源之一收载,别名醋柳果、酸刺、黑刺(《沙漠地区药用植物》)等。果实入药,味酸、涩,性温;止咳化痰,健胃消食,活血散瘀。

【形态特征】

落叶灌木或乔木,高达1~5m,具粗壮的棘刺。嫩枝密被银白色而带褐色的鳞片,老枝灰黑色,粗糙。叶互生或近对生,狭披针形至条形,长3~8cm,宽4~10mm,表面幼时被银白色鳞片,后脱落,背面密生银白色鳞片,叶柄极短。花单性,雌雄异株,淡黄色,先叶开放;短总状花序生于去年枝条上。雄花无梗,雄蕊4;雌花有短梗,子房上位,花柱线形。浆果核果状,球形或卵形,橙黄色,多汁液,味极酸;种子小,阔椭圆形至卵形,黑色或紫黑色,有光泽。花期4~5月,果期9~10月。

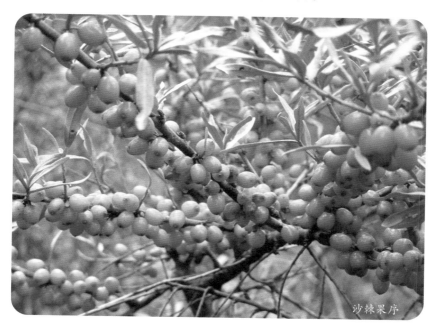

沙棘果序

044 灵 芝

【来源】 多孔菌科真菌赤芝或紫芝的干燥子实体。

【原植物】 赤芝 *Ganoderma lucidum* (Leyss. ex Fr.) Karst. 或紫芝 *Ganoderma sinense* Zhao，Xu et Zhang。

【常用别名】 赤芝、紫芝、灵芝草。

【性味功效】 甘，平。补气安神，止咳平喘。

【药典与标准】《中华人民共和国药典》(2020年版一部)，195~196页。国家卫生健康委员会、国家市场监督管理总局2023年第9号公告，纳入药食同源名单。

【药材性状】

　　赤芝　外形呈伞状，菌盖肾形、半圆形或近圆形，直径10~18cm，厚1~2cm。皮壳坚硬，黄褐色至红褐色，有光泽，具环状棱纹和辐射状皱纹，边缘薄而平截，常稍内卷。菌肉白色至淡棕色。菌柄圆柱形，侧生，少偏生，长7~15cm，直径1~3.5cm，红褐色至紫褐色，光亮。孢子细小，黄褐色。气微香，味苦涩。

　　紫芝　皮壳紫黑色，有漆样光泽。菌肉锈褐色。菌柄长17~23cm。

　　栽培品　子实体较粗壮、肥厚，直径12~22cm，厚1.5~4cm。皮壳外常被有大量粉尘样的黄褐色孢子。

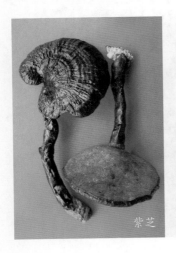

紫芝

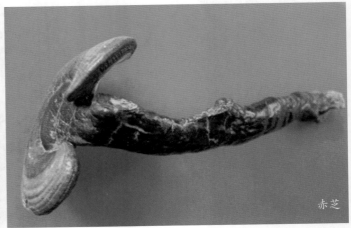

赤芝

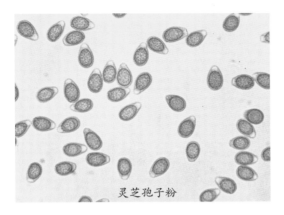

灵芝孢子粉

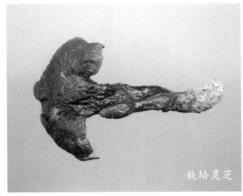

栽培灵芝

【附注】

多生于林区内向阳山坡的壳斗科或松科植物的根部或树桩上。现多为人工栽培。

【餐饮举例】

灵芝南枣乳鸽汤、灵芝百合煲瘦肉、灵芝炖猪手、灵芝蜂蜜饮。

【文献记载】

《中华本草》第1册,第三卷,534~541页。灵芝(《本草原始》)来源包括赤芝和紫芝。别名芝(《尔雅》)、丹芝(《神农本草经》)、灵芝草(《滇南本草》)、木灵芝(《杭州药用植物志》)、菌灵芝、潮红灵芝(《全国中草药汇编》)等。子实体,甘,平;益气血,安心神,健脾胃。

【形态特征】

赤芝:担子果一年生,有柄,栓质。菌盖半圆形或肾形,直径10~20cm,盖肉厚1.5~2cm,盖表褐黄色或红褐色,盖边渐趋淡黄,有同心环纹,微皱纹或平滑,有亮漆状光泽,边缘微钝。菌肉乳白色,近管处淡褐色。菌管长达1cm,每1mm间4~5个。管口近圆形,初白色,后呈淡黄色或黄褐色。菌柄圆柱形,侧生或偏生,偶中生。长10~19cm,粗1.5~4cm,与菌盖色泽相似。皮壳部菌丝呈棒状,顶端膨大。菌丝系统三体型,生殖菌丝透明,薄壁;骨架菌丝黄褐色,壁厚;近乎实心;缠绕菌丝无色,壁厚弯曲,均分枝。孢子卵形,双层壁,顶端平截,外壁透明,内壁淡褐色有小刺,大小(9~11μm)×(6~7μm)。担子果多在秋季成熟。

紫芝与赤芝的主要区别在于:菌盖多呈紫黑色至近褐黑色。菌肉呈均匀的褐色、深褐色至栗褐色。菌柄长17~23cm。孢子顶端脐突形,内壁突出的小刺明显,孢子大小为(9.5~13.8μm)×(6.9~8.5μm)。

045 青 果

【来源】橄榄科植物橄榄的干燥成熟果实。

【原植物】橄榄 *Canarium album* Raeusch.。

【常用别名】黄榄、青榄、白榄。

【性味功效】甘、酸,平。清热解毒,利咽,生津。

【药典与标准】《中华人民共和国药典》(2020年版一部),206页。2002年国家卫生部公布87种药食同源中药之一。

【药材性状】

本品呈纺锤形,两端钝尖,长2.5~4cm,直径1~1.5cm。表面棕黄色或黑褐色,有不规则皱纹。果肉灰棕色或棕褐色,质硬。果核梭形,暗红棕色,具纵棱;内分3室,各有种子1粒。气微,果肉味涩,久嚼微甜。

【餐饮举例】

橄榄果脯、橄榄菜、橄榄雪梨猪肉汤等。

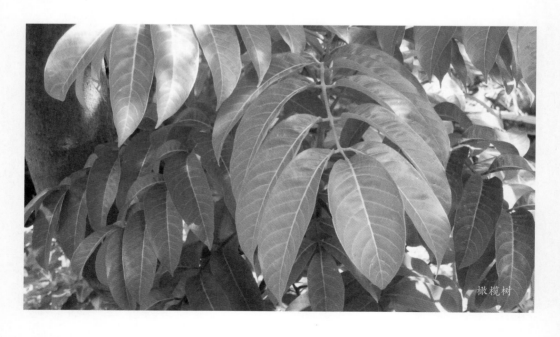

橄榄树

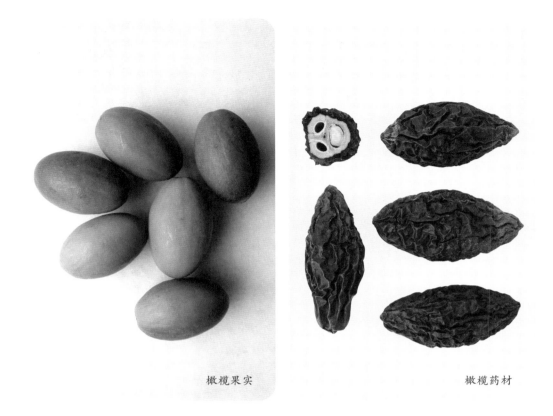

橄榄果实　　　　　　　　　　　　　　　橄榄药材

【文献记载】

《中国植物志》第四十三卷,第三分册,25~27页。以橄榄(《开宝本草》)为正名收载,别名黄榄、青果、山榄、白榄(广东、广西)、红榄、青子(广东)、谏果、忠果(古称)。产福建、台湾、广东、广西、云南,野生于海拔1300m以下的沟谷和山坡杂木林中,或栽培于庭园、村旁。为很好的防风树种及行道树。

《中华本草》第5册,第十三卷,21~23页。橄榄(《日华子本草》),别名橄榄(《食疗本草》)、橄榄子(《南州异物志》)、白榄(《广东新语》)、黄榄、甘榄(《陆川本草》)等。果实入药,味甘、酸、涩,性平。清肺利咽,生津止渴,解毒。

【形态特征】

乔木,高10~25m,有胶黏性芳香树脂。树皮淡灰色,平滑,小枝、叶柄及叶轴有短柔毛,有皮孔。奇数羽状复叶互生,小叶3~6对,披针形或椭圆形,长6~14cm,宽2~5.5cm,叶背有极细小疣状突起;基部偏斜,全缘。花序腋生,花小,3数,单性异株;雄蕊6,有花盘,子房上位。核果卵形,长约3cm,成熟时为黄绿色,两端锐尖。花期4~5月,果10~12月成熟。

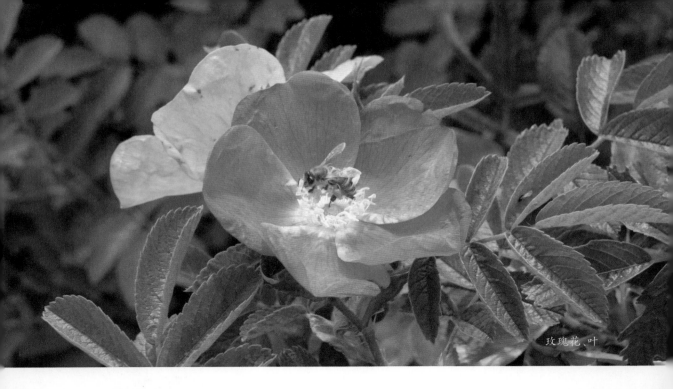

玫瑰花、叶

046 玫瑰花

【来源】蔷薇科植物玫瑰的干燥花蕾。

【原植物】玫瑰 *Rosa rugosa* Thunb.。

【常用别名】笔头花、刺玫花、刺玫菊。

【性味功效】甘、微苦，温。行气解郁，和血，止痛。

【药典与标准】《中华人民共和国药典》(2020年版一部)，209页。2014年国家卫计委新增15种药食同源中药之一。

【药材性状】

　　本品略呈半球形或不规则团状，直径0.7~1.5cm。残留花梗上被细柔毛，花托半球形，与花萼基部合生；萼片5，披针形，黄绿色或棕绿色，被有细柔毛；花瓣多皱缩，展平后宽卵形，呈覆瓦状排列，紫红色，有的黄棕色；雄蕊 多数，黄褐色；花柱多数，柱头在花托口集成头状，略突出，短于雄蕊。体轻，质脆。气芳香浓郁，味微苦涩。

【附注】

　　永登苦水玫瑰为甘肃特色品种。分布于兰州市永登县，以苦水镇面积最大，兰州新区等地亦有种植。

【餐饮举例】

西北八宝茶、玫瑰鲜花月饼、玫瑰蜂蜜茶等。

【文献记载】

《中国植物志》第三十七卷,401~402页,以玫瑰(《群芳谱》)为正名收载。我国各地均有栽培。鲜花可以蒸制芳香油,花瓣可以制饼馅、玫瑰酒、玫瑰糖浆,干制后可以泡茶,花蕾入药治肝、胃气痛、胸腹胀满和月经不调。

《中华本草》第4册,第十卷,238~242页。作为玫瑰花(姚可成《食物本草》)来源之一收载,别名徘徊花、笔头花、湖花、刺玫花、刺玫菊。花蕾,甘、微苦,温;理气解郁,和血调经。玫瑰露(花的蒸馏液),和中,养颜泽发。根,活血,调经,止带。

【形态特征】

落叶灌木,高1~2m。茎直立,多分枝,小枝密被绒毛并混生皮刺和腺毛。奇数羽状复叶,互生,叶轴被褐色软毛及刺,托叶2,基部和叶柄合生,边缘具腺点;小叶5~9,椭圆形,长1.5~4.5cm,宽1~2.5cm,边缘有钝锯齿,表面深绿色,无毛而皱缩,背面灰绿色,有毛且具显著的脉纹。花单生或数朵簇生,香气浓郁,直径4~5.5cm;紫红色至白色,单瓣或重瓣,芳香;雄蕊多数,长于花柱;离生心皮雌蕊多数,为半球形的花托所包蔽。果扁球形,直径2~2.5cm,砖红色,肉质,平滑,萼片宿存。花期5~6月,果期8~9月。

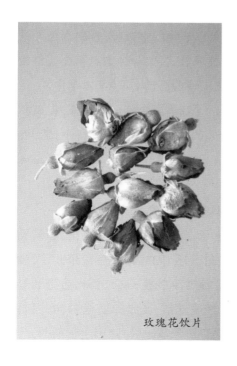

玫瑰花饮片

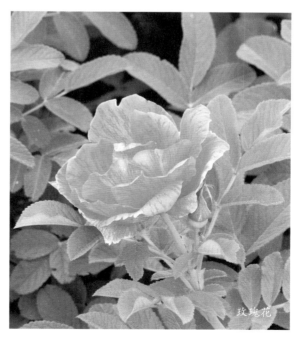

玫瑰花

047 松花粉

【来源】松科植物马尾松、油松或同属数种植物的干燥花粉。

【原植物】马尾松 *Pinus massoniana* Lamb.、油松 *Pinus tabuliformis* Carr.或同属数种植物。

【常用别名】松黄、松粉、松花。

【性味功效】甘,温。收敛止血,燥湿敛疮。

【药典与标准】《中华人民共和国药典》(2020年版一部),215页。2002年国家卫生部公布的87种药食同源名单的中药之一。

【药材性状】

本品为淡黄色的细粉。体轻,易飞扬,手捻有滑润感。气微,味淡。

花粉粒椭圆形,长45~55μm,直径29~40μm,表面光滑,两侧各有一膨大的气囊,气囊有明显的网状纹理,网眼多角形。

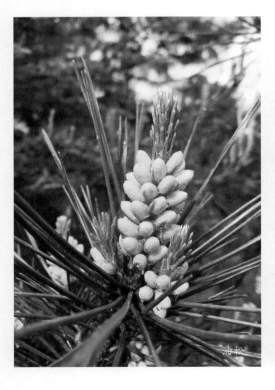
油松

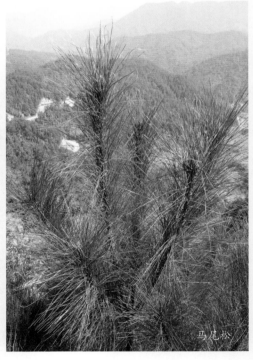
马尾松

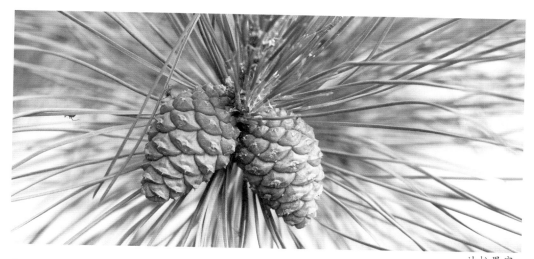

油松果实

【餐饮举例】

松花粉乌鸡汤、松花粉茶等。

【文献记载】

《中国植物志》第七卷,263~266页。马尾松产江苏、安徽、河南西部峡口、陕西汉水流域以南、长江中下游各省区,南达福建、广东、台湾北部低山及西海岸,西至四川中部大相岭东坡,西南至贵州贵阳、毕节及云南富宁。在长江下游其垂直分布于海拔700m以下,长江中游海拔1100~1200m以下,在西部分布于海拔1500m以下。

《中国植物志》第七卷,251~253页。油松为我国特有树种,产吉林南部、辽宁、河北、河南、山东、山西、内蒙古、陕西、甘肃、宁夏、青海及四川等省区,生于海拔100~2600m地带,多组成单纯林。其垂直分布由东到西、由北到南逐渐增高。树干可割取树脂,提取松节油;树皮可提取栲胶。松节、松针(即针叶)、花粉均供药用。

【形态特征】

马尾松:常绿乔木,高可达45m。树皮裂成不规则的鳞状块片;树冠宽塔形或伞形。针叶螺旋状着生,2针一束,长12~20cm,细柔,微扭曲,两面有气孔线,叶鞘初呈褐色,后渐变成灰黑色,宿存。球花单性,雌雄同株;球果卵圆形或圆锥状卵圆形,长4~7cm,下垂,熟时栗褐色,陆续脱落;种子长卵圆形,连翅长2~2.7cm。花期4~5月,球果第二年10~12月成熟。

油松:常绿乔木,高可达25m。树皮裂成不规则较厚的鳞状块片;枝平展或向下斜展,小枝较粗,淡红褐或淡灰黄色。针叶螺旋状着生,2针一束,深绿色,粗硬,长10~15cm,两面具气孔线,叶鞘初呈淡褐色,后呈淡黑褐色。球花单性,雌雄同株;球果卵形或圆卵形,长4~9cm,向下弯垂,熟时淡褐黄色,常宿存树上数年之久;种子卵圆形或长卵圆形,连翅长1.5~1.8cm。花期4~5月,球果第二年10月成熟。

048 枣（大枣、酸枣、黑枣）

【来源】鼠李科植物枣的干燥成熟果实。

【原植物】枣 *Ziziphus jujuba* Mill.。

【常用别名】大枣、红枣、干枣。

【性味功效】甘，温。补中益气，养血安神。

【药典与标准】《中华人民共和国药典》（2020年版一部），23~24页。《卫生部关于进一步规范保健食品原料的通知》卫法监发[2002]51号文件；2002年国家卫生部公布87种药食同源中药之一（包括大枣、酸枣、黑枣）。黑枣见《上海市中药饮片炮制规范》（2018年版），291页。

【药材性状】

　　本品呈椭圆形或球形，长2~3.5cm，直径1.5~2.5cm。表面暗红色，略带光泽，有不规则皱纹。基部凹陷，有短果梗。外果皮薄，中果皮棕黄色或淡褐色，肉质，柔软，富糖性而油润。果核纺锤形，两端锐尖，质坚硬。气微香，味甜。

【餐饮举例】

　　红枣蒸南瓜、红枣莲子羹、兰州八宝茶、红枣枸杞粥、黄精黑枣汤等。

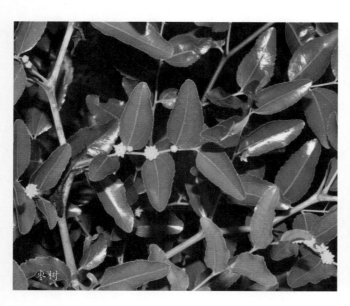
枣树

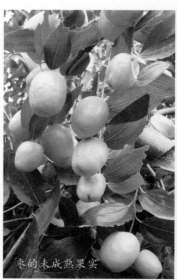
枣的未成熟果实

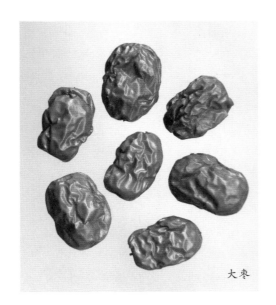

大枣

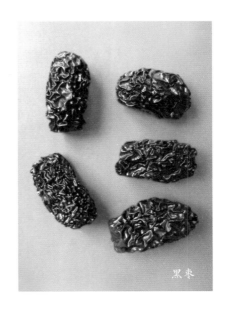

黑枣

【文献记载】

　　《中国植物志》第四十八卷，第一分册，133~135页。以枣(《诗经》)为正名收载。别名枣树、枣子(俗称)、大枣(湖北)、红枣树等。产吉林、辽宁、河北、山东、山西、陕西、河南、甘肃、新疆、安徽、江苏、浙江、江西、福建、广东、广西、湖南、湖北、四川、云南、贵州。生长于海拔1700m以下的山区、丘陵或平原。广为栽培。

　　枣的果实味甜，含有丰富的维生素，除供鲜食外，常可以制成蜜枣、红枣、熏枣、黑枣、酒枣及牙枣等蜜饯和果脯，还可以作枣泥、枣面、枣酒、枣醋等，为食品工业原料。枣又供药用，有养胃、健脾、益血、滋补、强身之效。枣树花期较长，芳香多蜜，为良好的蜜源植物。

　　《中华本草》第5册，第十三卷，256~261页。以大枣(《神农本草经》)为正名收载，别名壶(《尔雅》)、木蜜(《广记》)、干枣、美枣、良枣(《名医别录》)、红枣(《梅师方》)等。果实，甘，温；补脾胃，益气血，安心神，调营卫，和药性。果核，解毒，敛疮。叶，清热解毒。树皮，涩肠止泻，镇咳止血。根，调经止血，祛风止痛，补脾止泻。

【形态特征】

　　小乔木，高可达10m。幼枝呈之字形曲折。托叶成刺，刺直立或钩状。单叶互生，具短柄，叶片卵形至卵状披针形，长3~7cm，宽1.5~4cm，基部偏斜，边缘有钝锯齿，基生三出脉。花小，黄绿色，2~3朵簇生叶腋；萼5裂，下部连合；花瓣5；雄蕊5；花盘厚，肉质，圆形，5裂；子房下部藏于花盘内，与花盘合生，2室，每室1胚珠。核果卵形至长圆形，长2~5cm，熟时深红色，核坚硬，两端尖。花期5~7月，果期8~9月。

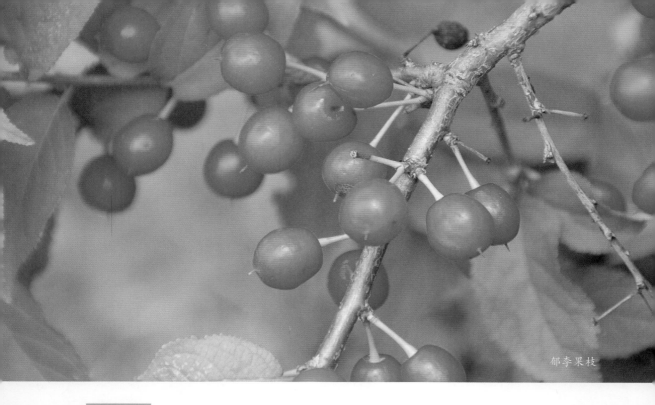

049 郁李仁

【来源】蔷薇科植物欧李、郁李或长柄扁桃的干燥成熟种子。

【原植物】欧李 *Prunus humilis* Bge.、郁李 *Prunus japonica* Thunb. 或长柄扁桃 *Prunus pedunculata* Maxim.(前二种习称"小李仁",后一种习称"大李仁")。

【性味功效】辛、苦、甘,平。润肠通便,下气利水。

【药典与标准】《中华人民共和国药典》(2020年版一部),216~217页。国家卫生部2002年首批公布的87种药食同源中药之一。

【药材性状】

　　小李仁　呈卵形,长5~8mm,直径3~5mm。表面黄白色或浅棕色,一端尖,另端钝圆。尖端一侧有线形种脐,圆端中央有深色合点,自合点处向上具多条纵向维管束脉纹。种皮薄,子叶2,乳白色,富油性。气微,味微苦。

　　大李仁　长6~10mm,直径5~7mm。表面黄棕色。

【附注】

　　蔷薇科植物李 *Prunus salicina* Lindl. 的果实味酸甜,可食,俗称李子,又称嘉应子,可做果脯。种子有祛瘀,利水,润肠的功效,但不作中药"郁李仁"使用,应注意区别。

【餐饮举例】

郁李仁粥、三仁当归粥等。

【文献记载】

《中国植物志》第三十八卷,83~86页。欧李(《中国树木分类学》)产黑龙江、吉林、辽宁、内蒙古、河北、山东、河南。生于海拔100~1800m的阳坡砂地、山地灌丛中,或庭园栽培。种仁入药,作郁李仁,有利尿、缓下作用。果味酸可食。

郁李(《植物名实图考》)产黑龙江、吉林、辽宁、河北、山东、浙江。生于海拔100~200m的山坡林下、灌丛中或栽培。种仁入药,名郁李仁。

【形态特征】

欧李:灌木,高0.4~1.5m。小枝灰褐色或棕褐色,被短柔毛。叶互生,倒卵状长椭圆形或倒卵状披针形,长2.5~5cm,宽1~2cm,中部以上最宽,叶缘有锯齿或重锯齿,侧脉6~8对;叶柄长2~4mm;托叶线形。花单生或2~3花簇生,花叶同开;花梗长5~10mm;萼筒长宽近相等,约3mm,萼片5,三角卵圆形;花瓣5,白色或粉红色;雄蕊30~35;花柱与雄蕊近等长;心皮单一,子房上位。核果近球形,熟后鲜红色或紫红色,直径1.5~1.8cm;核平滑。花期4~5月,果期6~10月。

郁李与欧李的主要区别在于:叶卵形或卵状披针形,长3~7cm,宽1.5~2.5cm,侧脉5~8对。核果较小,直径约1cm,暗红色。果期7~8月。

长柄扁桃与欧李的主要区别在于:一年生枝叶互生,短枝叶密集簇生;叶片椭圆形、近圆形或倒卵形,长1~4cm,具不整齐粗锯齿,侧脉4~6对。核果直径1~1.5cm;熟后暗紫红色,密被柔毛。果肉薄而干燥,开裂,离核。

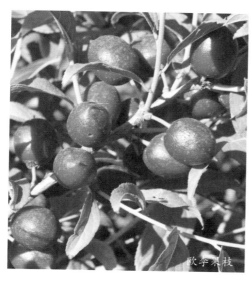

欧李果枝

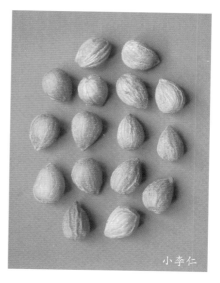

小李仁

050 昆　布

【来源】海带科植物海带或翅藻科植物昆布的干燥叶状体。

【原植物】海带 *Laminaria japonica* Aresch.、昆布 *Ecklonia kurome* Okam.。

【常用别名】海带菜、海白菜、黑昆布。

【性味功效】咸，寒。消痰软坚散结，利水消肿。

【药典与标准】《中华人民共和国药典》（2020年版一部），218~219页。2002年国家卫生部公布的87种药食同源中药之一。

【药材性状】

　　海带　卷曲折叠成团状，或缠结成把。全体呈黑褐色或绿褐色，表面附有白霜。用水浸软则膨胀成扁平长带状，长50~150cm，宽10~40cm，中部较厚，边缘较薄而呈波状。类革质，残存柄部扁圆柱状。气腥，味咸。

　　昆布　卷曲皱缩成不规则团状。全体呈黑色，较薄。用水浸软则膨胀呈扁平的叶状，长宽约为16~26cm，厚约1.6mm；两侧呈羽状深裂，裂片呈长舌状，边缘有小齿或全缘。质柔滑。

【餐饮举例】

　　海带炖猪肉、海带豆腐汤、海带玉米排骨汤等。

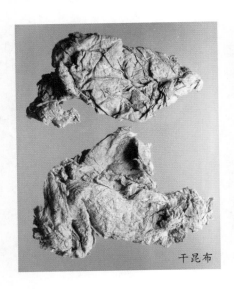
干昆布

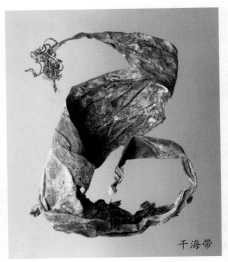
干海带

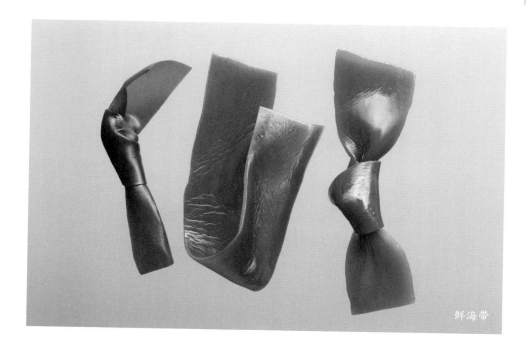

鲜海带

【文献记载】

《中华本草》第1册,第三卷,453~459页。以昆布(《吴普本草》)为正名收载,别名海带(《植物名实图考》)、海带菜(《南海海洋药用生物》)、海白菜(旅大)。叶状体:咸,寒;消痰软坚,利水退肿。

【形态特征】

海带:多年生大型褐藻,植物体成熟时成带状,长可达6米以上。根状固着器粗纤维状,由数轮叉状分歧的假根组成,假根末端有吸着盘。其上为圆柱状的短柄,长5~15cm。柄的上部为叶状体,叶状体幼时呈长卵状,后渐伸长成带状,扁平,长2~6m,宽20~50cm,坚厚,革质状,中部稍厚,两边较薄,有波状皱褶。生殖期在叶状体两面产生孢子囊。生于较冷的海洋中,多附生于大干潮线以下1~3米深处的岩礁上。分布山东,辽宁一带沿海地区。目前已有人工养殖。

昆布:多年生大型褐藻。根状固着器由树枝状的叉状假根组成,数轮重叠成圆锥状,直径5~15cm。柄部圆柱状或略扁圆形,中实,长8~100cm,直径10~15mm,黏液腔道呈不规则的环状,散生在皮层中。叶状体扁平,革质,微皱缩,暗褐色,厚2~3mm,1~2回羽状深裂,两侧裂片长舌状,基部楔形,叶缘一般有粗锯齿。孢子囊群在叶状体表面形成,9~11月产生游孢子。生于低潮线附近的岩礁上。分布福建、浙江等沿海地区。

051 罗汉果

【来源】葫芦科植物罗汉果的干燥果实。

【原植物】罗汉果 *Siraitia grosvenorii* (Swingle) C. Jeffrey ex A. M. Lu et Z.Y. Zhang。

【常用别名】拉汉果、假苦瓜、光果木鳖。

【性味功效】甘,凉。清热润肺,利咽开音,滑肠通便。

【药典与标准】《中华人民共和国药典》(2020年版一部),221~222页。2002年国家卫生部公布87种药食同源中药之一。

【药材性状】

本品呈卵形、椭圆形或球形,长4.5~8.5cm,直径3.5~6cm。表面褐色、黄褐色或绿褐色,有深色斑块和黄色柔毛,有的具6~11条纵纹。顶端有花柱残痕,基部有果梗痕。体轻,质脆,果皮薄,易破。果瓤(中、内果皮)海绵状,浅棕色。种子扁圆形,多数,长约1.5cm,宽约1.2cm;浅红色至棕红色,两面中间微凹陷,四周有放射状沟纹,边缘有槽。气微,味甜。

【餐饮举例】

罗汉果五花茶、罗汉果枸杞茶、罗汉果润喉糖等。

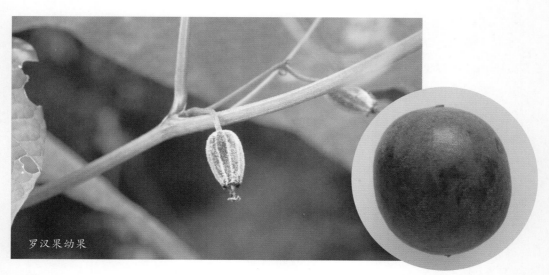

罗汉果幼果

罗汉果成熟果实

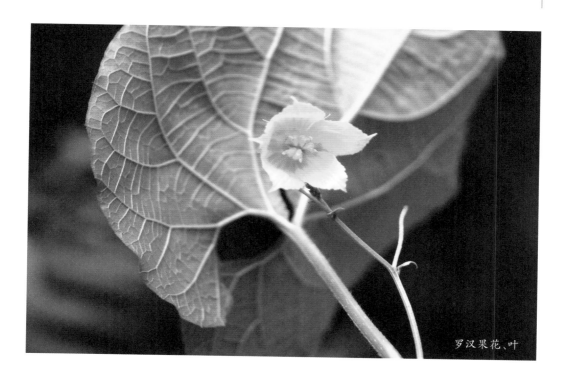

罗汉果花、叶

【文献记载】

《中国植物志》第七十三卷,第一分册,162页。以罗汉果为正名收载,别名光果木鳖(《中国高等植物图鉴》)。产广西、贵州、湖南南部、广东和江西。常生于海拔400~1400m的山坡林下及河边湿地、灌丛。广西永福、临桂等地已作为重要经济植物栽培。果实入药,味甘甜,甜度比蔗糖高150倍,有润肺、祛痰、消渴之效,也可作清凉饮料,煎汤代茶,能润解肺燥。

《中华本草》第5册,第十四卷,567~569页。罗汉果(《岭南采药录》),别名拉汉果、假苦瓜(《广西药用植物名录》)、光果木鳖(《中国高等植物图鉴》)等。果实入药,味甘,性凉;清肺利咽,化痰止咳,润肠通便。

【形态特征】

多年生攀援草本,根肥大,纺锤形或近球形。植物体被短柔毛和疣状腺鳞。叶互生,卵形心形、三角状卵形或阔卵状心形,长12~23cm,宽5~17cm,基部心形,边缘微波状;叶柄长3~10cm。卷须稍粗壮,2歧。雌雄异株。雄花序总状,花萼筒宽钟状,裂片5,长约4.5mm;花冠黄色,裂片5,长1~1.5cm;雄蕊5,药室S形折曲。雌花的花萼和花冠比雄花大;退化雄蕊5,子房下位。果实球形或长圆形,直径4~8cm,果皮较薄,干后易脆。种子多数。花期5~7月,果期7~9月。

052 金银花

【来源】忍冬科植物忍冬的干燥花蕾或带初开的花。

【原植物】忍冬 *Lonicera japonica* Thunb.。

【常用别名】双花、二花、银花。

【性味功效】甘,寒。清热解毒,疏散风热。

【药典与标准】《中华人民共和国药典》(2020年版一部),230~232页。2002年国家卫生部公布87种药食同源中药之一。

【药材性状】

　　本品呈棒状,上粗下细,略弯曲,长2~3cm,上部直径约3mm,下部直径约1.5mm。表面黄白色或绿白色(贮久色渐深),密被短柔毛。偶见叶状苞片。花萼绿色,先端5裂,裂片有毛,长约2mm。开放者花冠筒状,先端二唇形;雄蕊5,附于筒壁,黄色;雌蕊1,子房无毛。气清香,味淡、微苦。

【餐饮举例】

　　金银花露、银花桑叶饮、罗汉果五花茶等。

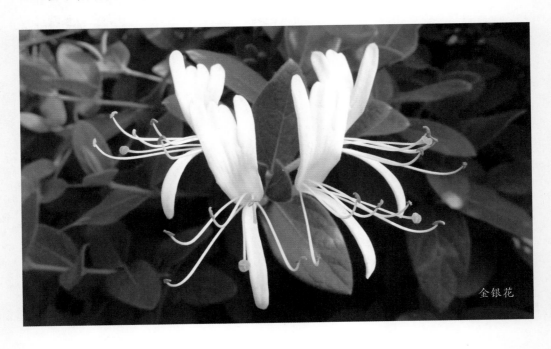

金银花

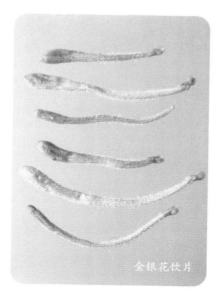

金银花饮片

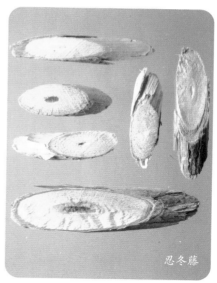

忍冬藤

【文献记载】

《中国植物志》第七十二卷，236~238 页。以忍冬(《名医别录》)为正名收载，别名金银花(《本草纲目》)、金银藤、鸳鸯藤等。除黑龙江、内蒙古、宁夏、青海、新疆、海南和西藏无自然生长外，全国各省均有分布。海拔最高达1500m。也常栽培。

忍冬是一种具有悠久历史的常用中药，始载于《名医别录》，列为上品。"金银花"一名始见于李时珍《本草纲目》。目前，全国作为商品出售的金银花原植物总数不下17种，而以本种分布最广，销售量也最大。商品药材主要来源于栽培品种，以河南的"南银花"或"密银花"和山东的"东银花"或"济银花"产量最高，品质也最佳，供销全国并出口。

《中华本草》第7册，第二十卷，529~539页。金银花(《履巉岩本草》)，别名忍冬花(《新修本草》)、双花(《中药材手册》)、二花(《陕西中药志》)。花蕾及花，苦，凉;清热解毒。果实，苦、涩、微甘，凉;清肠化湿。

【形态特征】

半常绿木质藤本，老枝棕褐色，幼枝绿色，密被硬直糙毛、腺毛和短柔毛。叶对生，卵形至矩圆状卵形，长3~8cm，宽1.5~4cm，上面深绿色，下面淡绿色，全缘;叶柄长4~8mm，密被短柔毛。小枝上部叶两面均密被短糙毛，下部叶常平滑无毛。花成对腋生，具大型叶状苞片，长达2~3cm;萼筒长约2mm，秃净，萼齿外面和边缘都有密毛;花冠长3~4cm，初开时白色，后逐渐变黄，唇形，上唇4浅裂，下唇不裂;雄蕊5，伸出花冠;子房下位。浆果球形，熟时黑色。花期4~6月，果期10~11月。

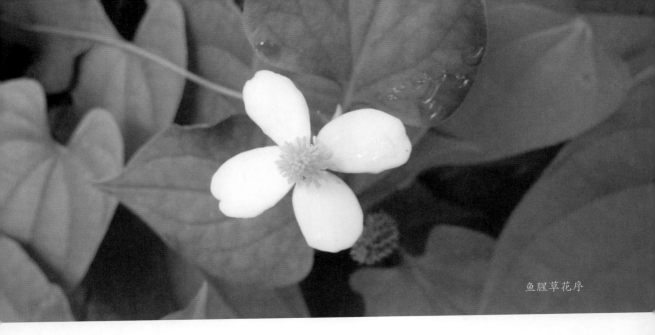

053 鱼腥草

【来源】三白草科植物蕺菜的新鲜全草或干燥地上部分。

【原植物】蕺菜 *Houttuynia cordata* Thunb.。

【常用别名】蕺菜、折耳根、侧耳根。

【性味功效】辛,微寒。清热解毒,消痈排脓,利尿通淋。

【药典与标准】《中华人民共和国药典》(2020年版一部),234~235页。2002年国家卫生部公布87种药食同源中药之一。

【药材性状】

　　鲜鱼腥草　茎呈圆柱形,长20~45cm,直径0.25~0.45cm;上部绿色或紫红色,下部白色,节明显,下部节上生有须根,无毛或被疏毛。叶互生,叶片心形,长3~10cm,宽3~11cm;先端渐尖,全缘;上表面绿色,密生腺点,下表面常紫红色;叶柄细长,基部与托叶合生成鞘状。穗状花序顶生。具鱼腥气,味涩。

　　干鱼腥草　茎呈扁圆柱形,扭曲,表面黄棕色,具纵棱数条;质脆,易折断。叶片卷折皱缩,展平后呈心形,上表面暗黄绿色至暗棕色,下表面灰绿色或灰棕色。穗状花序黄棕色。

【餐饮举例】

　　凉拌折耳根、二十四味凉茶、鱼腥草肉丝紫菜汤等。

【文献记载】

《中国植物志》第二十卷,第一分册,008页。以蕺菜(《名医别录》)为正名收载,别名鱼腥草(《本草纲目》)、狗贴耳(广东梅县)、侧耳根(四川、云南、贵州)。产我国中部、东南至西南部各省区,东起台湾,西南至云南、西藏,北达陕西、甘肃。生于沟边、溪边或林下湿地上。全株入药,有清热、解毒、利水之效。嫩根茎可食,西南地区常作蔬菜或调味品。

《中华本草》第3册,第八卷,415~418页。带根全草入药,味苦,性微寒;清热解毒,排脓消痈,利尿通淋。

【形态特征】

多年生草本,高30~60cm。全株有鱼腥味。茎下部伏地,节上轮生小根。单叶互生,叶片心形或宽卵形,长4~10cm,宽2.5~6cm,基部心形,全缘,下面常为紫红色,托叶与叶柄合生成鞘。穗状花序与叶对生,总苞4,白色花瓣状;花小而密,无被;雄蕊3,花丝下部与子房合生;雌蕊由3个下部合生的心皮组成,子房上位。蒴果顶端开裂,种子多数。花期4~7月,果期7~9月。

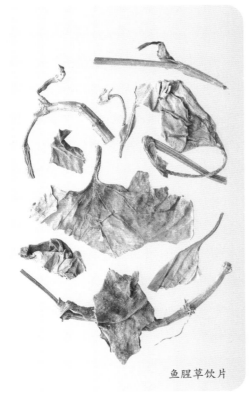

鱼腥草饮片

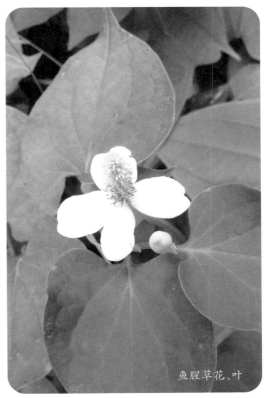

鱼腥草花、叶

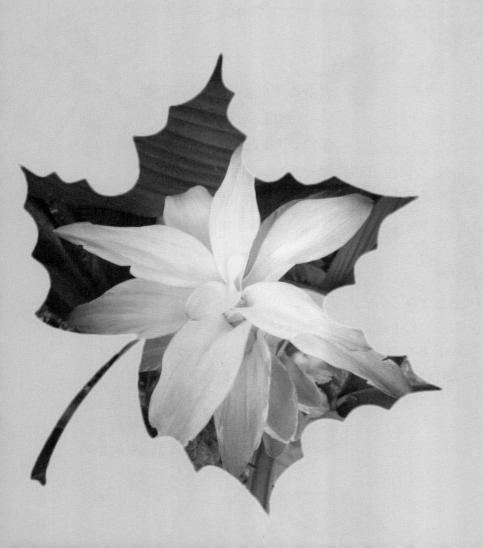

054 荜 茇

【来源】胡椒科植物荜茇的干燥近成熟或成熟果穗。

【原植物】荜茇 *Piper longum* L.。

【常用别名】荜勃、毕拔。

【性味功效】辛,热。温中散寒,下气止痛。

【药典与标准】《中华人民共和国药典》(2020年版一部),246页。2014年国家卫计委新增15种药食同源中药之一。

【药材性状】

　　本品呈圆柱形,稍弯曲,由多数小浆果集合而成,长1.5~3.5cm,直径0.3~0.5cm。表面黑褐色或棕色,有斜向排列整齐的小突起,基部有果穗梗残存或脱落。质硬而脆,易折断,断面不整齐,颗粒状。小浆果球形,直径约0.1cm。有特异香气,味辛辣。

【餐饮举例】

　　兰州牛肉面、四川火锅、串串香等。

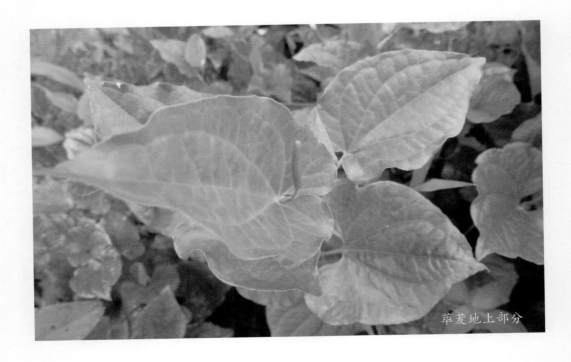

荜茇地上部分

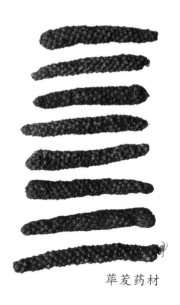

荜茇药材

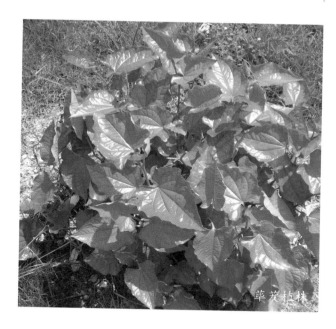

荜茇植株

【文献记载】

《中国植物志》第二十卷,第一分册,40~42页。以荜拔(《开宝本草》)为正名收载。产云南东南至西南部,广西、广东和福建有栽培。生于疏荫杂木林中,海拔约580m。果穗为镇痛健胃要药,味辛性热,用于胃寒引起的腹痛、呕吐、腹泻,冠心病、神经性头痛及牙痛等。

《中华本草》第3册,第八卷,434~437页。以荜拔(《雷公炮炙论》)为正名收载,别名鼠尾(《中药志》)、荜勃(《本草拾遗》)等。果穗:辛,热;温中散寒,下气止痛。根:辛,温;温中行气,降逆消食,散寒止痛,截疟。

【形态特征】

攀援藤本,长达数米;枝有粗纵棱和沟槽。叶互生,有密细腺点,下部的卵圆形,具长柄,向上渐次为卵形至卵状长圆形,长6~12cm,宽3~12cm,柄长1~2cm;顶端的叶近无柄而抱茎;叶脉7条,全部基出;叶鞘长为叶柄的1/3。花单性异株,聚集成与叶对生的穗状花序。雄花苞片近圆形,直径约1.5mm,具短柄,盾状;雄蕊2,花丝极短。雌花惟苞片略小,子房上位。浆果下部嵌生于花序轴中并与其合生,直径约2mm。花期7~10月。

055 草果

【来源】姜科植物草果的干燥成熟果实。

【原植物】草果 *Amomum tsaoko* Crevost et Lemaire。

【常用别名】草果仁、老蔻、红草果。

【性味功效】辛,温。燥湿温中,截疟除痰。

【药典与标准】《中华人民共和国药典》(2020年版一部),249~250页。2014年国家卫计委新增15种药食同源中药之一。

【药材性状】

    本品呈长椭圆形,具三钝棱,长2~4cm,直径1~2.5cm。表面灰棕色至红棕色,具纵沟及棱线,顶端有圆形突起的柱基,基部有果梗或果梗痕。果皮质坚韧,易纵向撕裂。剥去外皮,中间有黄棕色隔膜,将种子团分成3瓣,每瓣有种子多为8~11粒。种子呈圆锥状多面体,直径约5mm;表面红棕色,外被灰白色膜质的假种皮,种脊为一条纵沟,尖端有凹状的种脐;质硬,胚乳灰白色。有特异香气,味辛、微苦。

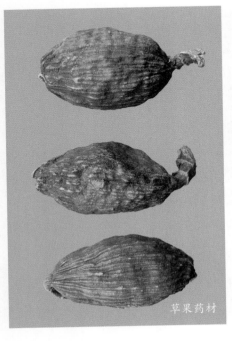

草果药材

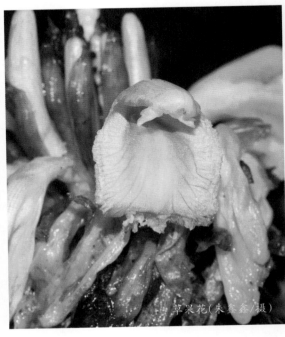

草果花(朱鑫鑫/摄)

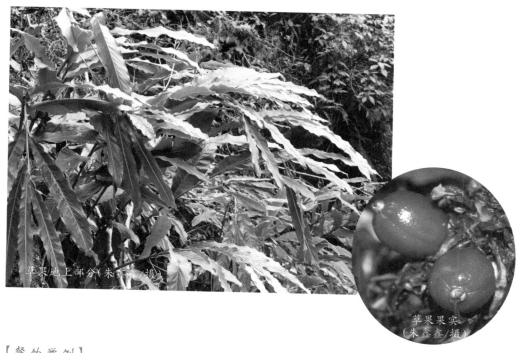

草果/地上部分（朱鑫鑫/摄）

草果果实
（朱鑫鑫/摄）

【餐饮举例】

清炖羊肉、兰州牛肉面、排骨炖土豆等。

【文献记载】

《中国植物志》第十六卷，第二分册，121~122页。以草果（《本草纲目》）为正名收载。产云南、广西、贵州等省区，栽培或野生于疏林下，海拔1100~1800m。果实入药，能治痰积聚，除痰消食，截疟疾或作调味香料；全株可提取芳香油。

《中华本草》第8册，第二十四卷，614~617页。以草果（《宝庆本草折衷》）为正名收载，别名草果仁（《局方》）、老蔻（《广西药用植物名录》）。果实：辛，温；燥湿温中，截疟除痰。

【形态特征】

多年生草本，茎丛生，高可达3m，全株有辛香气，地下部分略似生姜。叶基生，长椭圆形或长圆形，长40~70cm，宽10~20cm，无柄或具短柄。穗状花序长13~18cm，每花序约有花5~30朵；总花梗长10cm或更长，被密集的鳞片，鳞片革质，干后褐色；萼管约与小苞片等长；花冠红色，管长约2.5cm，裂片3，长约2cm，唇瓣长约2.7cm；能育雄蕊1，药隔附属体3裂，中间裂片四方形，两侧裂片稍狭；子房下位。蒴果熟时红色，不开裂，长圆形或长椭圆形，长2.5~4.5cm，种子多角形，直径4~6mm，有浓郁香气。花期4~6月；果期9~12月。

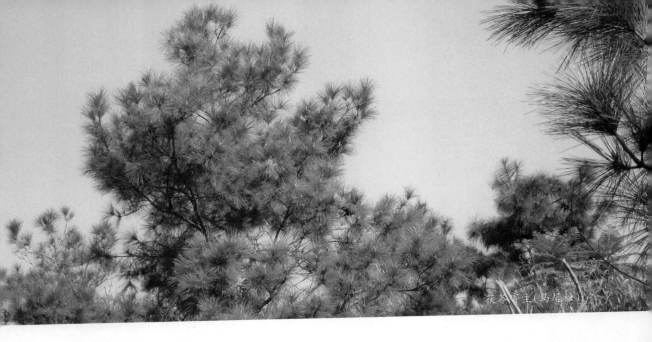

茯苓寄主（马尾松）

056 茯 苓

【来源】 多孔菌科真菌茯苓的干燥菌核。

【原植物】 茯苓 *Poria cocos* (Schw.) Wolf。

【常用别名】 茯菟、松薯、松苓。

【性味功效】 甘、淡，平。利水渗湿，健脾，宁心。

【药典与标准】《中华人民共和国药典》(2020年版一部)，251页。2014年国家卫计委新增15种药食同源名单的中药之一。

【药材性状】

　　茯苓个 呈类球形、椭圆形、扁圆形或不规则团块，大小不一。外皮薄而粗糙，棕褐色至黑褐色，有明显的皱缩纹理。体重，质坚实，断面颗粒性，有的具裂隙，外层淡棕色，内部白色，少数淡红色，有的中间抱有松根。气微，味淡，嚼之粘牙。

　　茯苓块 为去皮后切制的茯苓，呈立方块状或方块状厚片，大小不一。白色、淡红色或淡棕色。

　　茯苓片 为去皮后切制的茯苓，呈不规则厚片，厚薄不一。白色、淡红色或淡棕色。

【附注】

　　生于松科植物赤松或马尾松等树根上。

【餐饮举例】

　　茯苓饼、茯苓糖、茯苓糕等。

【文献记载】

　　《中华本草》第1册,第三卷,554~561页。以茯苓(《神农本草经》)为正名收载。别名茯菟(《神农本草经》),松薯、松苓、松木薯(《广西中药志》)等。生于松根上。分布于吉林、安徽、浙江、福建、河南、湖北、广西、四川、贵州、云南。菌核,甘、淡,平;利水渗湿,健脾和胃,宁心安神。菌核近外皮部的淡红色部分(赤茯苓),行水,利湿热。菌核的外皮(茯苓皮),利水消肿。菌核中间抱有松根的白色部分(茯神),宁心、安神、利水。菌核中间的松根(茯神木),平肝安神。

【形态特征】

　　菌核球形、卵形、椭圆形至不规则形,长10~30cm或者更长,重量也不等,一般重500~5000g。外面有厚而多皱褶的皮壳,深褐色,新鲜时软,干后变硬;内部白色或淡粉红色,粉粒状。子实体生于菌核表面,全平伏,厚3~8cm,白色,肉质,老后或干后变为浅褐色。菌管密,长2~3mm,管壁薄,管口圆形、多角形或不规则形,直径0.5~1.5mm,口缘常裂为齿状。孢子长方形至近圆柱形,平滑,有一歪尖,大小(7.5~9μm)×(3~3.5μm)。

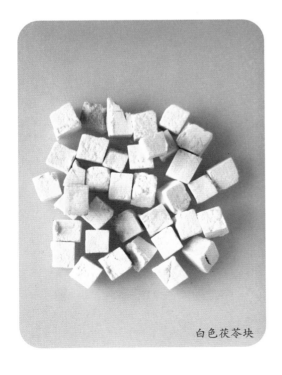

白色茯苓块

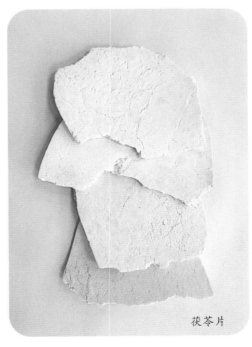

茯苓片

057 枳椇子

【来源】鼠李科植物枳椇的干燥成熟种子。

【原植物】枳椇 *Hovenia dulcis* Thunb.。

【常用别名】拐枣、鸡爪梨、枳椇。

【性味功效】甘、酸,平。止渴除烦,解酒毒,利二便。

【药典与标准】《全国中药炮制规范》(1988年版),168页。2002年国家卫生部公布的87种药食同源中药之一。

【药材性状】

   本品为扁圆形,一面平坦,一面微隆,淡红色或棕褐色。光滑而有光泽,质坚韧。气微,味涩。

【餐饮举例】

   拐枣汁、枳椇草莓汤、枳椇猪骨汤等。

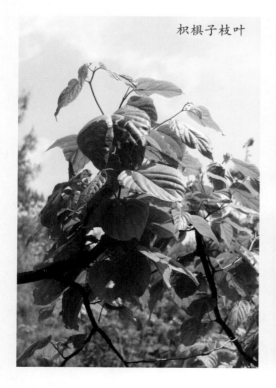

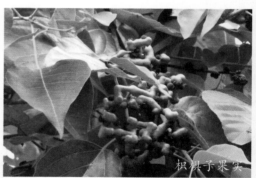
枳椇子枝叶

枳椇子果实

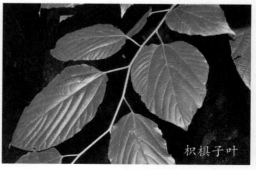
枳椇子叶

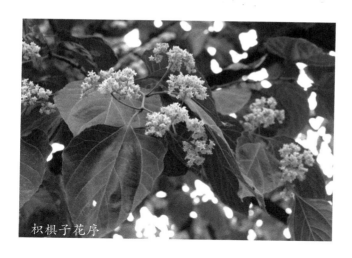
枳椇子花序

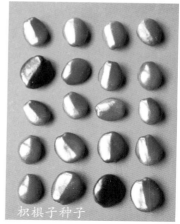
枳椇子种子

【文献记载】

《中国植物志》第四十八卷,第一分册,089页。以北枳椇为正名收载。别名枳椇(《中国树木分类学》)、鸡爪梨、枳椇子(北京)、拐枣(华北)、甜半夜(河南)。产河北、山东、山西、河南、陕西、甘肃、四川北部、湖北西部、安徽、江苏、江西(庐山)。生于海拔200~1400m的次生林中或庭园栽培。肥大的果序轴含丰富的糖,可生食、酿酒、制醋和熬糖。木材细致坚硬,可供建筑和制精细用具。

《中华本草》第5册,第十三卷,238~241页。以枳椇子(《新修本草》)为正名收载,别名拐枣(《救荒本草》)、万寿果(《药物出产辨》)、枳椇(《中国树木分类学》)、鸡爪果(《南宁市药物志》)。成熟种子,甘,平;解酒毒,解渴除烦,止呕,利大小便。树皮,甘,温;活血,舒筋,消食,疗痔。叶,甘,凉;清热解毒,除烦止渴。根,甘、涩,温;祛风活络,止血,解酒。

同属植物枳椇 *Hovenia acerba* Lindl. 和毛果枳椇 *Hovenia trichocarpa* Chun et Tsiang 亦同等入药。

【形态特征】

乔木,高可达10余米;小枝褐色或黑紫色,有不明显的皮孔。单叶互生,卵圆形、宽矩圆形或椭圆状卵形,长7~17cm,宽4~11cm,基生3出脉,顶端短渐尖或渐尖,基部截形,边缘有不整齐的锯齿;叶柄长2~4.5cm。花小,黄绿色,直径6~8mm;萼片5,卵状三角形,长2.2~2.5mm;花瓣5,倒卵状匙形,长2.4~2.6mm,向下渐狭成爪部;雄蕊5,花丝披针状线形;花盘厚,肉质,盘状,边缘与萼筒离生;子房上位,花柱3浅裂。浆果状核果近球形,直径6.5~7.5mm,熟时黑色;花序轴结果时稍膨大;种子深栗色或黑紫色,直径5~5.5mm。花期5~7月,果期8~10月。

058 栀 子

【来源】 茜草科植物栀子的干燥成熟果实。

【原植物】 栀子 *Gardenia jasminoides* Ellis。

【性味功效】 苦，寒。泻火除烦，清热利湿，凉血解毒；外用消肿止痛。

【药典与标准】《中华人民共和国药典》(2020年版一部)，259~260页。2002年国家卫生部公布的87种药食同源中药之一。

【药材性状】

　　本品呈长卵圆形或椭圆形，长1.5~3.5cm，直径1~1.5cm。表面红黄色或棕红色，具6条翅状纵棱，棱间常有1条明显的纵脉纹，并有分枝。顶端残存萼片，基部稍尖，有残留果梗。果皮薄而脆，略有光泽；内表面色较浅，有光泽，具2~3条隆起的假隔膜。种子多数，扁卵圆形，集结成团，深红色或红黄色，表面密具细小疣状突起。气微，味微酸而苦。

【餐饮举例】

　　栀子茶、栀子粥、栀子食用黄色素等。

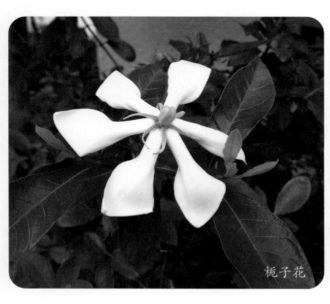
栀子花

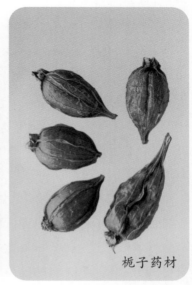
栀子药材

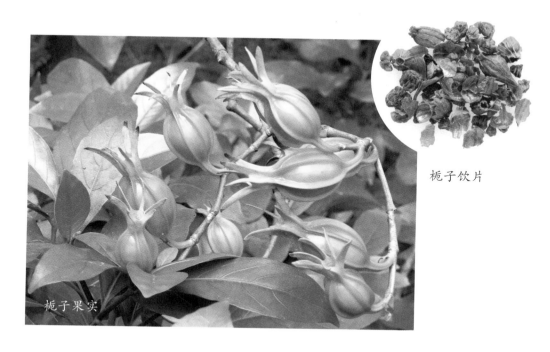

栀子饮片

栀子果实

【文献记载】

《中国植物志》第七十一卷，第一分册，332~335页。产山东、安徽、江西、江苏、浙江、湖北、湖南、广东、广西、海南、台湾、福建、四川、云南、贵州等省区。别名山栀子、黄栀子、山黄栀、水横枝等。果实为传统中药"栀子"。亦可作天然着色剂。

《广州植物志》508~509页。子实可作黄色染料，如豆腐之黄色外皮即由本品染成，故有"黄栀"之称，亦供药用。

《中华本草》第6册，第十八卷，421~428页。以栀子（《神农本草经》）为正名收载，别名本丹（《神农本草经》）、越桃（《名医别录》）、山栀子（《药性论》）等。果实，味苦，性寒；泻火除烦，清热利湿，凉血解毒。花，清肺止咳，凉血止血。叶，活血消肿，清热解毒。根，清热利湿，凉血止血。

【形态特征】

常绿灌木，高0.3~3m。单叶对生或3叶轮生，叶片长椭圆形或倒卵状披针形，长3~25cm，宽1.5~8cm，全缘；托叶2片，通常连合成筒状包围小枝。花单生于枝端或叶腋，白色，芳香；花萼绿色，圆筒状；花冠高脚碟状，5~6裂；雄蕊与花冠裂片同数，着生花冠喉部；子房下位，1室。果倒卵形或长椭圆形，具5~9条翅状纵棱，种子多数。花期3~7月，果期5月~翌年2月。

059 枸杞子

【来源】茄科植物宁夏枸杞的干燥成熟果实。

【原植物】宁夏枸杞 *Lycium barbarum* L.。

【常用别名】西枸杞、苟起子、地骨子。

【性味功效】甘,平。滋补肝肾,益精明目。

【药典与标准】《中华人民共和国药典》(2020年版一部),260~261页。2002年国家卫生部公布的87种药食同源中药之一。

【药材性状】

本品呈类纺锤形或椭圆形,长6~20mm,直径3~10mm。表面红色或暗红色,顶端有小突起状的花柱痕,基部有白色的果梗痕。果皮柔韧,皱缩,果肉肉质,柔润。种子20~50粒,类肾形,扁而翘,长1.5~1.9mm,宽1~1.7mm,表面浅黄色或棕黄色。气微,味甜。

【餐饮举例】

西北八宝茶、百合红枣枸杞汤、参菊雪梨枸杞茶、玫瑰枸杞茶、枸杞糕等。

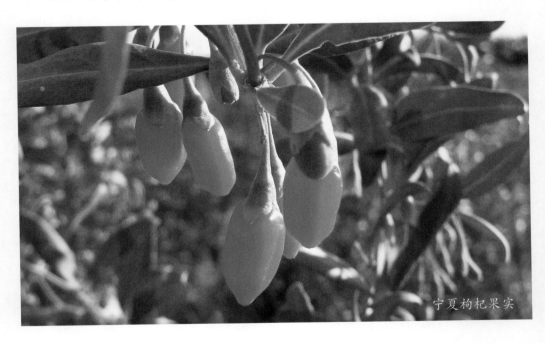

宁夏枸杞果实

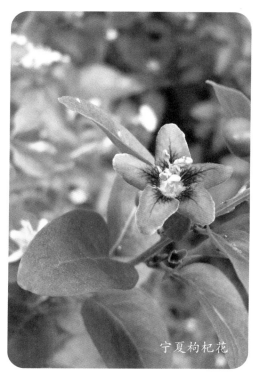
宁夏枸杞花

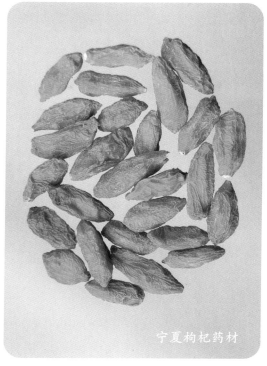
宁夏枸杞药材

【文献记载】

　　《中国植物志》第六十七卷,第一分册,13~14页。以宁夏枸杞(《中药志》)为正名收载,别名中宁枸杞、津枸杞、山枸杞。原产我国北部,如河北北部、内蒙古、山西北部、陕西北部、甘肃、宁夏、青海、新疆有野生,由于果实入药而栽培。本种栽培在我国有悠久的历史。常生于土层深厚的沟岸、山坡、田埂和宅旁,耐盐碱、沙荒和干旱沙地,因此可作水土保持和造林绿化的灌木。

　　《中华本草》,第七册,第19卷,267~274页。以枸杞子(《名医别录》)为正名收载。别名苟起子(《本草经集注》)、西枸杞(《本草纲目》)地骨子、枸茄茄(《山西中药志》)等。果实,甘,平;养肝,滋肾,润肺。

【形态特征】

　　灌木。主茎数条,粗壮,小枝有纵棱纹,有不生叶的短棘刺和生叶、花的长棘刺,果枝细长,略下垂。叶互生或簇生,披针形或卵状长圆形,长2~3cm,宽4~6mm,全缘。花单生或数朵簇生;花萼杯状,2~3深裂;花冠漏斗状,5裂,粉红色或深紫红色,有暗紫色脉纹;雄蕊5,着生于花冠中部;子房上位,2室。浆果广椭圆形、卵形或近球形,果皮肉质;种子多数,略成肾形而扁平。花果期5~10月。

060 砂 仁

【来源】姜科植物阳春砂、绿壳砂或海南砂的干燥成熟果实。

【原植物】阳春砂 *Amomum villosum* Lour.、绿壳砂 *Amomum villosum Lour.* var. *xanthioides* T. L. Wu et Senjen 或海南砂 *Amomum longiligulare* T. L. Wu。

【常用别名】阳春砂仁、海南砂、缩砂蜜。

【性味功效】辛,温。化湿开胃,温脾止泻,理气安胎。

【药典与标准】《中华人民共和国药典》(2020年版一部),264~265页。2002年国家卫生部公布的87种药食同源中药之一。

【药材性状】

阳春砂、绿壳砂 呈椭圆形或卵圆形,有不明显的三棱,长1.5~2cm,直径1~1.5cm。表面棕褐色,密生刺状突起,顶端有花被残基,基部常有果梗。果皮薄而软。种子集结成团,具三钝棱,中有白色隔膜,将种子团分成3瓣,每瓣有种子5~26粒。种子为不规则多面体,直径2~3mm;表面棕红色或暗褐色,有细皱纹,外被淡棕色膜质假种皮;质硬,胚乳灰白色。气芳香而浓烈,味辛凉、微苦。

海南砂 呈长椭圆形或卵圆形,有明显的三棱,长1.5~2cm,直径0.8~1.2cm。表面被片状、分枝的软刺,基部具果梗痕。果皮厚而硬。种子团较小,每瓣有种子3~24粒;种子直径1.5~2mm。气味稍淡。

【餐饮举例】

砂仁焖排骨、砂仁猪肚汤、砂仁鲫鱼汤、砂仁豆芽瘦肉汤等。

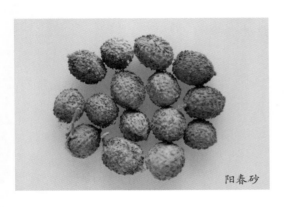
阳春砂

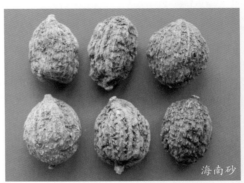
海南砂

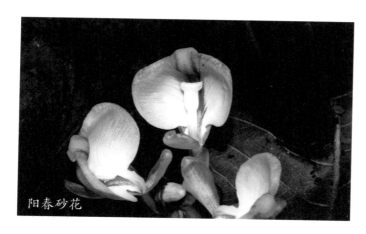

阳春砂花

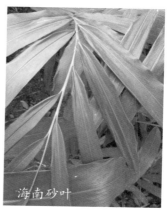

海南砂叶

【文献记载】

《中国植物志》第十六卷,第二分册,123~126页。阳春砂产福建、广东、广西和云南;栽培或野生于山地荫湿之处。果实供药用,以广东阳春的品质最佳,主治脾胃气滞,宿食不消,腹痛痞胀,噎膈呕吐,寒泻冷痢。

绿壳砂的蒴果成熟时绿色,果皮上的柔刺较扁。花期5~6月;果期8~9月。产于云南南部(勐腊、沧源等地);生于林下潮湿处,海拔600~800m。果实药用同阳春砂。

海南砂产广东、海南(澄迈、崖县、儋州市),徐闻、遂溪等地亦有引种;生于山谷密林中或栽培。本种叶舌极长,极易识别,果实可代砂仁用,唯品质较逊,其与砂仁不同之处为果具明显钝3棱,果皮厚硬,被片状、分裂的柔刺,结实率较砂仁为高。

【形态特征】

阳春砂:多年生草本,高达1.5~3m。根茎横生,节上有棕色膜质鳞片。地上茎直立,无分枝。叶排为2列,无柄;叶舌长3~5mm;叶片窄长圆形或条状披针形,长14~60cm,宽2~8cm,全缘,羽状平行脉;叶鞘抱茎。花茎自根茎生出,穗状花序成疏松的球形,具花8~12朵;花萼筒状,先端3浅裂,花冠管细长,裂片3,白色,长1.2cm,先端兜状;唇瓣匙形,白色,中部有淡黄色及红色斑点,先端有不整齐缺刻,基部有爪;发育雄蕊1;子房下位,球形,3室。蒴果近球形,熟时红棕色,果皮表面有肉刺状凸起。种子多数,多角形,有浓郁香气,味苦凉。花期5~6月,果期8~9月。

绿壳砂与阳春砂的主要区别在于:蒴果成熟时绿色,果皮上的柔刺较扁。

海南砂仁与阳春砂的主要区别在于:叶舌长2~4.5cm;蒴果表面被片状、分枝的软刺;种子团较小,香气较淡。

061 香 橼

【来源】芸香科植物枸橼或香圆的干燥成熟果实。

【原植物】枸橼 *Citrus medica* L. 或香圆 *Citrus wilsonii* Tanaka。

【常用别名】枸橼、拘橼、香圆。

【性味功效】辛、苦、酸,温。疏肝理气,宽中,化痰。

【药典与标准】《中华人民共和国药典》(2020年版一部),270~271页。2002年国家卫生部公布的87种药食同源中药之一。

【药材性状】

　　枸橼(香橼)　本品呈圆形或长圆形片,直径4~10cm,厚0.2~0.5cm。横切片外果皮黄色或黄绿色,边缘呈波状,散有凹入的油点;中果皮厚1~3cm,黄白色或淡棕黄色,有不规则的网状突起的维管束;瓤囊10~17室。纵切片中心柱较粗壮。质柔韧。气清香,味微甜而苦辛。

　　香圆　本品呈类球形,半球形或圆片,直径4~7cm。表面黑绿色或黄棕色,密被凹陷的小油点及网状隆起的粗皱纹,顶端有花柱残痕及隆起的环圈,基部有果梗残基。质坚硬。剖面或横切薄片,边缘油点明显;中果皮厚约0.5cm;瓤囊9~11室,棕色或淡红棕色,间或有黄白色种子。气香,味酸而苦。

【餐饮举例】

　　香橼茶、香橼露、香橼酒、香橼糖浆等。

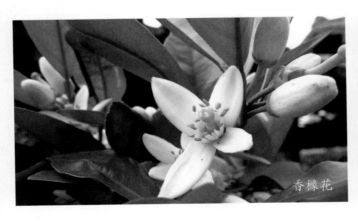
香橼花

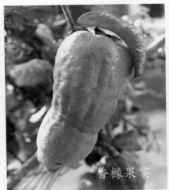
香橼果实

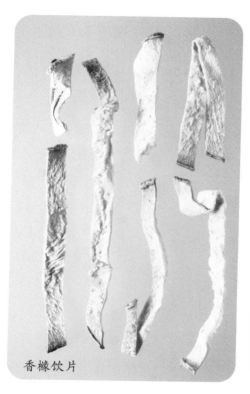

香橼饮片

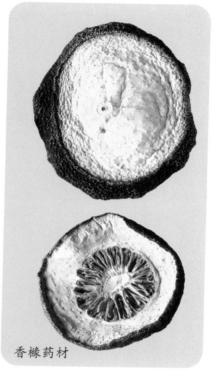

香橼药材

【文献记载】

　　《中国植物志》第四十三卷,第二分册,184页。以香橼(《中馈录》)为正名收载,别名枸橼(《异物志》)、枸橼子(《南方草木状》)。产台湾、福建、广东、广西、云南等省区。香橼的栽培史在我国已有二千余年。东汉时杨孚《异物志》(公元1世纪后期)称之为枸橼。唐、宋以后,多称之为香橼,本志从之。香橼的生长习性适于高温多湿环境,显然是起源于较南方地区。云南西双版纳的阔叶林中,有处于半野生状态的香橼。

　　香橼是中药,其干片有清香气,味略苦而微甜,性温,无毒。理气宽中,消胀降痰。

【形态特征】

　　香橼:灌木或小乔木,嫩枝、芽及花蕾均呈暗紫红色。茎枝多刺,刺长达4cm。单叶互生,稀为单身复叶;叶片椭圆形或卵状椭圆形,长6~12cm,宽3~6cm,叶缘有浅钝裂齿。花两性,花瓣5,长1.5~2cm;雄蕊30~50;子房上位,柱头头状。柑果椭圆形、近圆形或两端狭的纺锤形,重可达2000克,果皮淡黄色,粗糙,难剥离,瓤囊10~17瓣,果肉近于透明或淡乳黄色,味酸或略甜,有香气;种子小,平滑。花期4~5月,果期10~11月。

　　香圆与香橼的主要区别为:单身复叶;雄蕊20~25;果肉甚酸,带苦味。

062 香薷

【来源】唇形科植物石香薷或江香薷的干燥地上部分。

【原植物】石香薷 *Mosla chinensis* Maxim. 或江香薷 *Mosla chinensis* 'Jiangxiangru'。

【常用别名】小香薷、青香薷、细叶香薷。

【性味功效】辛,微温。发汗解表,化湿和中。

【药典与标准】《中华人民共和国药典》(2020年版一部),271页。2002年国家卫生部公布的87种药食同源中药之一。

【药材性状】

石香薷习称"青香薷",江香薷习称"江香薷"。

青香薷 长30~50cm,基部紫红色,上部黄绿色或淡黄色,全体密被白色茸毛。茎方柱形,基部类圆形,直径1~2mm,节明显,节间长4~7cm;质脆,易折断。叶对生,多皱缩或脱落,叶片展平后呈长卵形或披针形,暗绿色或黄绿色,边缘有3~5疏浅锯齿。穗状花序顶生及腋生,花萼宿存,钟状,淡紫红色或灰绿色,先端5裂,密被茸毛。小坚果4,直径0.7~1.1mm,近圆球形,具网纹。气清香而浓,味微辛而凉。

江香薷 长55~66cm,表面黄绿色,质较柔软。叶缘有5~9疏浅锯齿。果实直径0.9~1.4mm,表面具疏网纹。

【附注】

唇形科香薷属植物香薷 *Elsholtzia ciliata* (Thunb.) Hyland. 在民间作土香薷使用,全草入药:辛,微温;发汗解暑,化湿利尿。应与中药香薷区别。

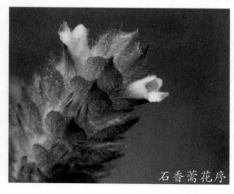

石香薷花序

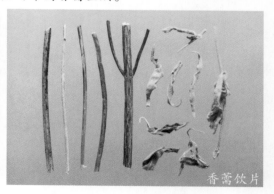

香薷饮片

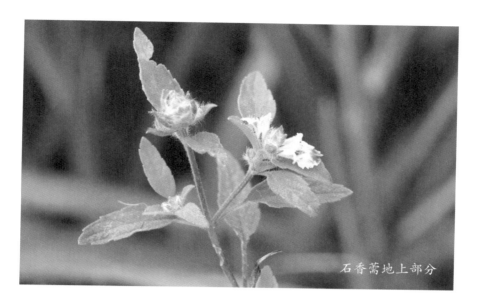

石香薷地上部分

【餐饮举例】

香薷白扁豆汤、香薷饮、香薷解暑汤等。

【文献记载】

《中国植物志》第六十六卷，286~287页，以香薷（湖南、江西《植物名实图考》）为正名收载。别名香薷草、小香薷、青香薷、细叶香薷等。产山东、江苏、浙江、安徽、江西、湖南、湖北、贵州、四川、广西、广东、福建及台湾；生于草坡或林下，海拔至1400m。民间用全草入药，治中暑发热、感冒恶寒、胃痛呕吐、急性肠胃炎、痢疾、跌打瘀痛、下肢水肿、颜面浮肿、消化不良、皮肤湿疹瘙痒、多发性疖肿，此外亦为治毒蛇咬伤要药。

《中华本草》第7册，第十九卷，91~95页。以香薷（《名医别录》）为正名收载。别名小香薷、香薷草、细叶香薷（湖南）等。全草，辛，微温；发汗解暑，和中化湿，行水消肿。

【形态特征】

直立草本，高0.3~0.5m。茎四棱，被白色柔毛。叶卵形或椭圆状披针形，长3~9cm，先端渐尖或尖，基部楔形，疏生浅齿，两面疏被短柔毛及褐色腺点，叶柄长0.3~3.5cm；总状花序近头状，长1~3cm；苞片长4~7mm，两面被柔毛，下面被腺点；花萼长约3mm，喉部以上内面被白色绵毛，萼齿5；花冠二唇形，紫红、淡红或白色，长约5mm，二强雄蕊；子房上位，花柱内藏。小坚果灰褐色，球形，直径约1.2mm。花期7~10月，果期10月~翌年1月。

063 胖大海

【来源】梧桐科植物胖大海的干燥成熟种子。

【原植物】胖大海 *Sterculia lychnophora* Hance。

【性味功效】甘,寒。清热润肺,利咽开音,润肠通便。

【药典与标准】《中华人民共和国药典》(2020年版一部),273~274页。2002年国家卫生部公布的87种药食同源中药之一。

【药材性状】

本品呈纺锤形或椭圆形,长2~3cm,直径1~1.5cm。先端钝圆,基部略尖而歪,具浅色的圆形种脐。表面棕色或暗棕色,微有光泽,具不规则的干缩皱纹。外层种皮极薄,质脆,易脱落。中层种皮较厚,黑褐色,质松易碎,遇水膨胀成海绵状。断面可见散在的树脂状小点。内层种皮可与中层种皮剥离,稍革质,内有2片肥厚胚乳,广卵形;子叶2枚,菲薄,紧贴于胚乳内侧,与胚乳等大。气微,味淡,嚼之有黏性。

【餐饮举例】

胖大海橄榄蜂蜜茶、胖大海甘草茶、胖大海润喉糖等。

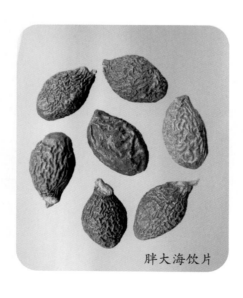
胖大海饮片

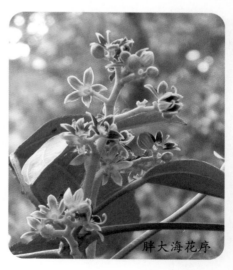
胖大海花序

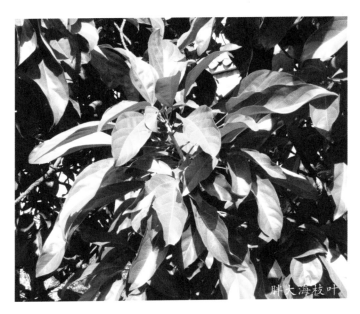
胖大海枝叶

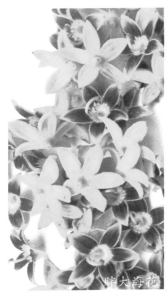
胖大海花

【文献记载】

　　本种《中国植物志》《中国高等植物图鉴》《中国种子植物科属词典》《广东植物志》《海南植物志》等均未收录。《广西植物志》第二卷,以胖大海为正名收载,拉丁学名 *Scaphium wallichii Schott et Endl.* 置于梧桐科苹婆属 *Sterculia*。原产东南亚,近年来广西壮族自治区、海南省和广东省有引种栽培,植后生长迅速,但稀见开花,未见结果。

　　《中华本草》第5册,第十四卷,391~393页。以胖大海(《本草纲目拾遗》)为正名收载,别名安南子、大洞果(《本草纲目拾遗》)、胡大海、大发(《中国药学大辞典》)、大海(《中药志》)等。种子入药,味甘、淡,性凉;清热润肺,利咽,清肠通便。

【形态特征】

　　落叶乔木,高可达40m。单叶互生,叶片革质,卵形或椭圆状披针形,长10~20cm,宽6~14cm,全缘,光滑无毛,具柄。圆锥花序顶生或腋生,花杂性同株;花萼钟状,宿存,外面被星状柔毛;雄花具10~15个雄蕊;雌花具1枚雌蕊,由5个被短柔毛的心皮组成,具细长纤弱的子房柄。蓇葖果船形,成熟前开裂。种子椭圆形,长2~3cm,黄棕色,表面具皱纹,光滑无毛。

064 姜（生姜、干姜）

【来源】姜科植物姜的新鲜或干燥根茎。

【原植物】姜 *Zingiber officinale* Roscoe.。

【常用别名】宝鼎香、黄姜。

【性味功效】

生姜：辛，微温。解表散寒，温中止呕，化痰止咳，解鱼蟹毒。

干姜：辛，热。温中散寒，回阳通脉，温肺化饮。

【药典与标准】

干姜：《中华人民共和国药典》（2020年版一部），015~016页。

生姜：《中华人民共和国药典》（2020年版一部），104~105页。

2002年国家卫生部公布的87种药食同源中药之一（生姜、干姜）。

【药材性状】

生姜　本品呈不规则块状，略扁，具指状分枝，长4~18cm，厚1~3cm。表面黄褐色或灰棕色，有环节，分枝顶端有茎痕或芽。质脆，易折断，断面浅黄色，内皮层环纹明显，维管束散在。气香特异，味辛辣。

干姜　呈扁平块状，具指状分枝，长3~7cm，厚1~2cm。表面灰黄色或浅灰棕色，粗糙，具纵皱纹和明显的环节。分枝处常有鳞叶残存，分枝顶端有茎痕或芽。质坚实，断面黄白色或灰白色，粉性或颗粒性，内皮层环纹明显，维管束及黄色油点散在。气香、特异，味辛辣。

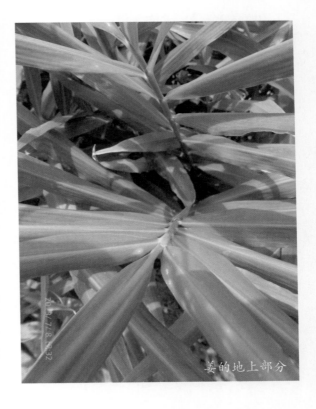
姜的地上部分

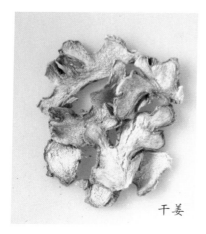

干姜

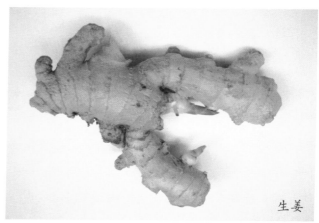

生姜

【餐饮举例】

当归生姜羊肉汤、猪脚姜、仔姜焖鸭、太史蛇羹、生姜猪肚粥等。

【文献记载】

《中国植物志》第十六卷,第二分册,141页。以姜(《神农本草经》)为正名收载。我国中部、东南部至西南部各省区广为栽培。亚洲热带地区亦常见栽培。根茎供药用,干姜主治心腹冷痛,吐泻,肢冷脉微,寒饮喘咳,风寒湿痹。生姜主治感冒风寒,呕吐,痰饮,喘咳,胀满;解半夏、天南星及鱼蟹、鸟兽肉毒。又可作烹调配料或制成酱菜、糖姜。茎、叶、根茎均可提取芳香油,用于食品、饮料及化妆品香料中。

《中华本草》第8册,第二十三卷,651~665页。以干姜(《神农本草经》)为正名收载,别名白姜(《三因方》)、均姜(《本草纲目》)。生姜,辛,温;散寒解表,降逆止呕,化痰止咳。干姜,辛,热;温中散寒,回阳通脉,温肺化饮。炮姜,苦、辛,温;温中止泻,温经止血。姜炭,苦、辛、涩,温;温经止血,温脾止泻。生姜皮,辛,凉;行水消肿。

【形态特征】

多年生草本,高0.5~1m;根茎肥厚,多分枝,有芳香及辛辣味。叶二列,披针形或线状披针形,长15~30cm,宽2~2.5cm。穗状花序球果状,长4~5cm;苞片卵形,长约2.5cm,淡绿色或边缘淡黄色,顶端有小尖头;花萼管长约1cm;花冠黄绿色,管长2~2.5cm,裂片披针形,长不及2cm;退化雄蕊与唇瓣结合,形成有3个裂片的唇瓣,有紫色条纹及淡黄色斑点;雄蕊1,暗紫色,花药长约9mm;药隔附属体钻状,子房下位。蒴果。花期秋季。

065 姜黄

【来源】姜科植物姜黄的干燥根茎。

【原植物】姜黄 *Curcuma longa* L.。

【常用别名】宝鼎香、黄姜。

【性味功效】辛、苦，温。破血行气，通经止痛。

【药典与标准】《中华人民共和国药典》（2020年版一部），276页。2014年国家卫计委新增15种药食同源中药之一。

【药材性状】

   本品呈不规则卵圆形、圆柱形或纺锤形，常弯曲，有的具短叉状分枝，长2~5cm，直径1~3cm。表面深黄色，粗糙，有皱缩纹理和明显环节，并有圆形分枝痕及须根痕。质坚实，不易折断，断面棕黄色至金黄色，角质样，有蜡样光泽，内皮层环纹明显，维管束呈点状散在。气香特异，味苦、辛。

【餐饮举例】

   咖喱牛腩、咖喱鸡、兰州花馍馍等。

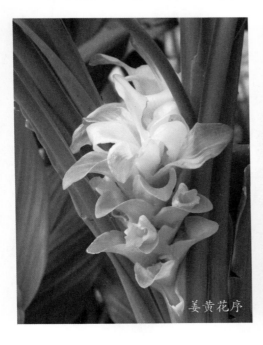
姜黄花序

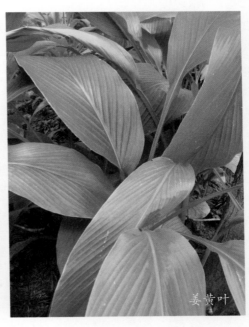
姜黄叶

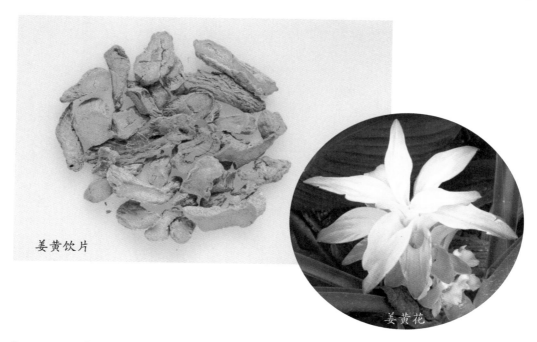

姜黄饮片

姜黄花

【文献记载】

《中国植物志》第十六卷,第二分册,62~64页。以姜黄(《中药志》)为正名收载,别名郁金(《唐本草》)。产我国台湾、福建、广东、广西、云南、西藏等省区;栽培,喜生于向阳的地方。东亚及东南亚广泛栽培。根茎为中药姜黄的商品来源,供药用,能行气破瘀,通经止痛。又可提取黄色食用染料;所含姜黄素可作分析化学试剂。

《中华本草》第8册,第二十三卷,631~636页。以姜黄(《新修本草》)为正名收载,别名宝鼎香(《本草纲目》)、黄姜(《生草药性备要》)。根茎,苦、辛,温;破血行气,通经止痛。

【形态特征】

多年生草本,高1~1.5m。根茎发达,成丛,分枝很多,椭圆形或圆柱状,橙黄色,断面柠檬黄色,极香;根粗壮,末端膨大成纺锤状的块根。叶基生,每株5~7片,叶片长圆形或椭圆形,长30~50cm,宽15~18cm,顶端短渐尖,基部渐狭,绿色,两面均无毛;叶柄长20~45cm。穗状花序自叶鞘抽出,长12~18cm,直径4~9cm;苞片卵形,长3~5cm,淡绿色;花稠密,芳香;花萼长8~12mm,白色,具不等的钝3齿,被微柔毛;花冠淡黄色,管长达3cm,上部膨大,裂片3,黄色,后方的1片稍大,具细尖头;侧生退化雄蕊比唇瓣短,与花丝及唇瓣的基部相连成管状;唇瓣倒卵形,长1.2~2cm,淡黄色,中部深黄,能育雄蕊1,药室基部具2角状的距;子房下位。蒴果球形。花期8月。

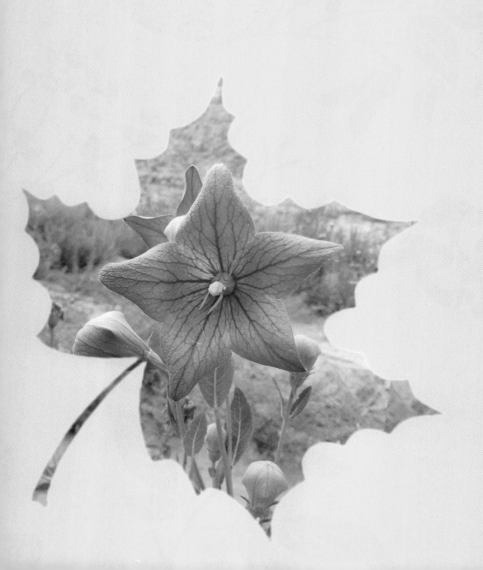

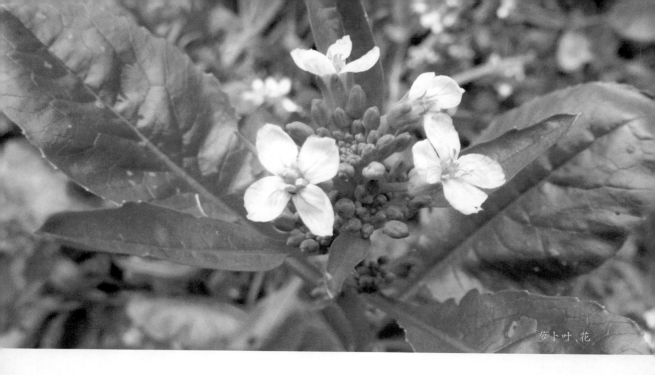

066 莱菔子

【来源】十字花科植物萝卜的干燥成熟种子。

【原植物】萝卜 *Raphanus sativus* L.。

【常用别名】萝卜子、芦菔子。

【性味功效】辛、甘,平。消食除胀,降气化痰。

【药典与标准】《中华人民共和国药典》(2020年版一部),284页。2002年国家卫生部公布的87种药食同源中药之一。

【药材性状】

　　本品呈类卵圆形或椭圆形,稍扁,长2.5~4mm,宽2~3mm。表面黄棕色、红棕色或灰棕色。一端有深棕色圆形种脐,一侧有数条纵沟。种皮薄而脆,子叶2,黄白色,有油性。气微,味淡、微苦辛。

【附注】

　　根系常见菜蔬,全国各地普遍栽培。

【餐饮举例】

　　萝卜炖牛腩、酱汁萝卜、橄榄萝卜汤等。

【文献记载】

《中国植物志》第三十三卷,36~37页。以萝卜(通称)为正名收载。全国各地普遍栽培。模式标本采自中国。根作蔬菜食用;种子、鲜根、枯根、叶皆入药:种子消食化痰;鲜根止渴、助消化,枯根利二便;叶治初痢,并预防痢疾;种子榨油工业用及食用。

《中华本草》第3册,第九卷,724~731页。莱菔子(《本草演义补遗》),别名萝卜子、芦菔子(《宝庆本草折衷》)。种子:消食导滞,降气化痰。鲜根,消食,下气,化痰,止血,解渴,利尿。开花结实后的老根(地骷髅),行气消积,化痰,解渴,利水消肿。基生叶(莱菔叶),消食理气,润肺利咽,散瘀消肿。

【形态特征】

二或一年生草本,高20~100cm;直根肉质,长圆形、球形或圆锥形,外皮绿色、白色或红色。基生叶和下部茎生叶大头羽状深裂,长8~30cm,宽3~5cm,侧裂片4~6对;上部叶长圆形,有锯齿或近全缘。总状花序,花两性,白色或粉红色,直径1.5~2cm;萼片4,长圆形,长5~7mm;花瓣4,倒卵形,长1~1.5cm,具紫纹,下部有长5mm的爪;四强雄蕊,子房上位。长角果圆柱形,长3~6cm,宽10~12mm,在种子间处缢缩;种子1~6个,长约3mm,红棕色,有细网纹。花期4~5月,果期5~6月。

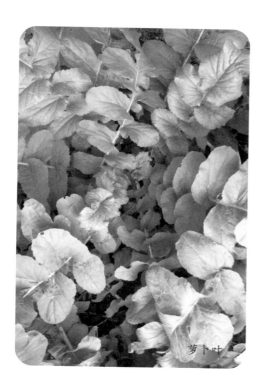

萝卜叶

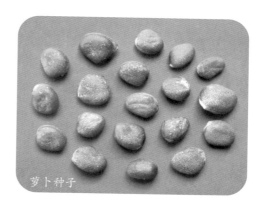

萝卜种子

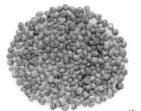

莱菔子药材

067 莲 子

【来源】睡莲科植物莲的干燥成熟种子。

【原植物】莲 *Nelumbo nucifera* Gaertn.。

【常用别名】荷花、莲花。

【性味功效】甘、涩,平。补脾止泻,止带,益肾涩精,养心安神。

【药典与标准】《中华人民共和国药典》(2020年版一部),285页。2002年国家卫生部公布的87种药食同源中药之一。

【药材性状】

　　本品略呈椭圆形或类球形,长1.2~1.8cm,直径0.8~1.4cm。表面红棕色,有细纵纹和较宽的脉纹。一端中心呈乳头状突起,棕褐色,多有裂口,其周边略下陷。质硬,种皮薄,不易剥离。子叶2,黄白色,肥厚,中有空隙,具绿色莲子心;或底部具有一小孔,不具莲子心。气微,味甘、微涩;莲子心味苦。

【餐饮举例】

　　红枣莲子羹、山药莲子羹、广式莲蓉月饼等。

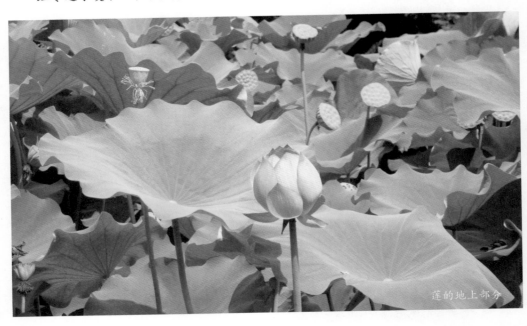

莲的地上部分

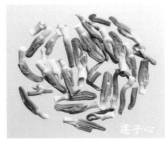

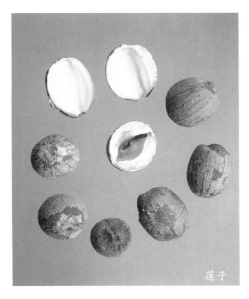

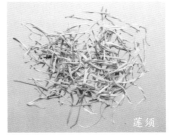

莲子心

莲子

莲须

【文献记载】

　　《中国植物志》第二十七卷,003~005页。以莲(《本草纲目》)为正名收载,别名莲花(《本草纲目》)、荷花(通称)等。产我国南北各省。自生或栽培在池塘或水田内。根状茎(藕)作蔬菜或提制淀粉(藕粉);种子供食用。叶、叶柄、花托、花、雄蕊、果实、种子及根状茎均作药用;藕及莲子为营养品,叶(荷叶)及叶柄(荷梗)煎水喝可清暑热,藕节、荷叶、荷梗、莲房、雄蕊及莲子都富有鞣质,作收敛止血药。叶为茶的代用品,又作包装材料。

　　《中华本草》第3册,第八卷,399~411页。成熟种子(莲子),甘、涩、平;补脾止泻,益肾固精,养心安神。叶(荷叶),苦、涩、平;清热解暑,升发清阳,散瘀止血。根状茎(藕),甘、寒;清热生津,凉血散瘀,止血。根状茎的节部(藕节),甘、涩、平;散瘀止血。叶柄或花柄(荷梗),苦、平;清热解暑,理气化湿。花蕾(荷花),苦、甘、平;散瘀止血,祛湿消风。花托(莲房),苦、涩、平;散瘀止血。雄蕊(莲须),甘、涩、平;清心益肾,涩精止血。种子中的胚(莲子心),苦、寒;清心火,平肝火,止血,固精。

【形态特征】

　　多年生水生草本。根茎肥厚横走,节部缢缩。叶伸出水面,近圆形,直径25~90cm,全缘,稍呈波状;叶柄粗大,盾状着生于叶背中央。花大,单生,直径14~24cm,白色或粉红色;萼片4~5,绿色,早落;花瓣与雄蕊均多数,心皮20~30,离生,嵌于平头倒圆锥形的肉质花托内,花托于果期膨大呈莲蓬,直径5~10cm,海绵质。坚果卵形或椭圆形,种子1粒。花期6~8月,果期8~10月。

068 荷 叶

【来源】睡莲科植物莲的干燥叶。

【原植物】莲 *Nelumbo nucifera* Gaertn.。

【常用别名】荷花叶、莲花叶。

【性味功效】苦,平。清暑化湿,升发清阳,凉血止血。

【药典与标准】《中华人民共和国药典》(2020年版一部),287~288页。2002年国家卫生部公布的87种药食同源中药之一。

【药材性状】

　　本品呈半圆形或折扇形,展开后呈类圆形,全缘或稍呈波状,直径20~50cm。上表面深绿色或黄绿色,较粗糙;下表面淡灰棕色,较光滑,有粗脉21~22条,自中心向四周射出;中心有突起的叶柄残基。质脆,易破碎。稍有清香气,味微苦。

【餐饮举例】

　　荷香糯米鸡、荷叶蒸排骨、荷叶糯米饭、冬瓜荷叶汤等。

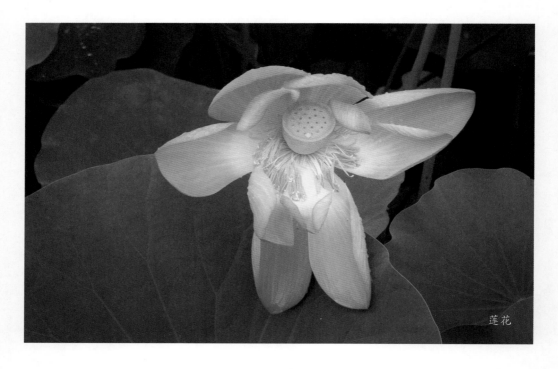

莲花

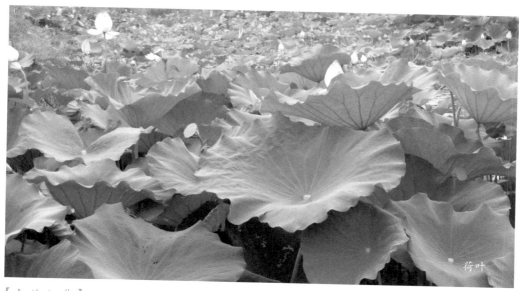

荷叶

【文献记载】

《中国高等植物图鉴》第一卷,646页。以莲为正名收载,别名荷、荷花(通称)。多年生水生草本。根状茎横生,长而肥厚,有长节。叶圆形,高出水面,直径25～90cm;叶柄常有刺。花单生在花梗顶端,直径10～20cm;萼片4～5,早落;花瓣多数,红色、粉红色或白色,有时逐渐变形成雄蕊;雄蕊多数,药隔先端伸出一棒状附属物;心皮多数,离生,嵌生于花托穴内,花托于果期膨大,海绵质。坚果椭圆形或卵形,长1.5～2.5cm;种子卵形或椭圆形,长1.2～1.7cm。

我国南北各省皆有栽培。根状茎叫作藕,种子叫莲子,为通常栽于池塘水田中的一种食用植物。藕、藕节、叶、叶柄、莲蕊、莲房入药,能清热止血;莲心有清心火、强心降压之效;莲子有补脾止泻,养心益肾等强壮作用。

《中华本草》第3册,第八卷,407～409页。以荷叶(《食疗本草》)之名收载。6～7月花未开放时采收,除去叶柄,晒至七、八成干,对折成半圆形,晒干。夏季亦用鲜叶或初生嫩叶。荷叶:味苦、涩,性平。清热解暑,升发清阳,散瘀止血。用于暑湿症,能清暑热,除烦渴。若暑温证汗后余邪未净,头感微涨,目视不清,常与鲜银花、西瓜翠衣、鲜扁豆花等同用,以清暑热余邪。用于脾虚诸症,能升清气,助运化。如脾胃虚弱,饮食不化,脘腹胀满,常用荷叶烧饭,和白术、枳实末为丸,可升清降浊,健脾除胀。若脾虚泄泻,常配人参、白术、山药等以补脾气,升清阳则泄泻止。用于各种失血证,能散瘀止血,有止血而不留瘀之特点。若吐血、咯血,可单味焙为末服;若吐血、咯血,常配生地黄、生柏叶及生艾叶同用,以凉血止血散瘀。

【形态特征】

见莲子一节。

069 桔 梗

【来源】桔梗科植物桔梗的干燥根。

【原植物】桔梗 *Platycodon grandiflorum* (Jacq.) A. DC.。

【常用别名】荠苨、苦梗、苦桔梗。

【性味功效】苦、辛,平。宣肺,利咽,祛痰,排脓。

【药典与标准】《中华人民共和国药典》(2020年版一部),289页。2002年国家卫生部公布的87种药食同源中药之一。

【药材性状】

　　本品呈圆柱形或略呈纺锤形,下部渐细,有的有分枝,略扭曲,长7~20cm,直径0.7~2cm。表面淡黄白色至黄色,不去外皮者表面黄棕色至灰棕色,具纵扭皱沟,并有横长的皮孔样斑痕及支根痕,上部有横纹。有的顶端有较短的根茎或不明显,其上有数个半月形茎痕。质脆,断面不平坦,形成层环棕色,皮部黄白色,有裂隙,木部淡黄色。气微,味微甜后苦。

【餐饮举例】

　　桔梗泡菜、桔梗蜂蜜茶、桔梗白萝卜汤、桔梗冬瓜汤等。

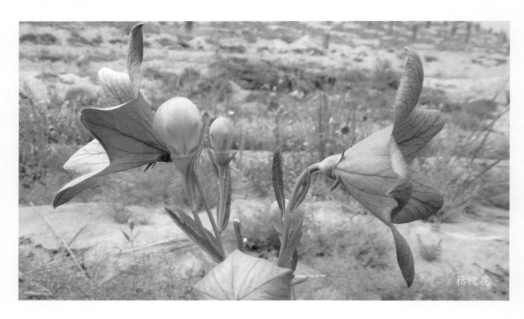
桔梗花

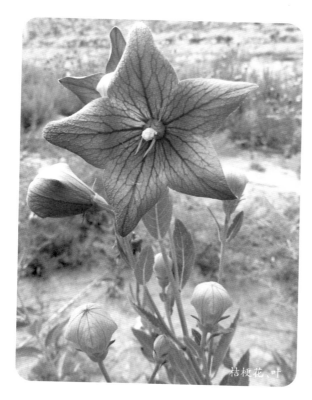

桔梗花、叶

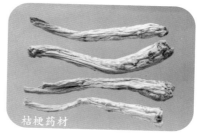

桔梗药材

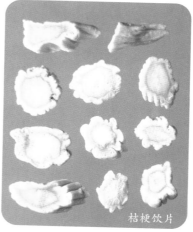

桔梗饮片

【文献记载】

《中国植物志》第七十三卷,第二分册,77页。以桔梗为正名收载,别名铃当花。产东北、华北、华东、华中各省以及广东、广西(北部)、贵州、云南东南部(蒙自、砚山、文山)、四川(平武、凉山以东)、陕西。生于海拔2000m以下的阳处草丛、灌丛中,少生于林下。根药用,含桔梗皂苷,有止咳、祛痰、消炎等效。

《中华本草》第7册,第二十卷,622~627页。以桔梗(《神农本草经》),别名荠苨(《名医别录》)、苦梗(《丹溪心法》)、苦桔梗(《本草纲目》)、房图(《名医别录》)等。根入药,味苦、辛,性平;宣肺,祛痰,利咽,排脓。

【形态特征】

多年生草本,高20~120cm,含白色乳汁。根胡萝卜状。茎直立,常不分枝。叶3~4片轮生、对生或互生;叶片卵形至披针形,长2~7cm,宽0.5~3.5cm,顶端尖,边缘有尖锯齿,下面被白粉。花1至数朵,单生或集成疏总状花序;花两性,辐射对称;花萼钟状,裂片5;花冠宽钟状,蓝紫色,5裂;雄蕊5,花丝基部扩大成片状;子房半下位,5室,柱头5裂。子房下位。蒴果倒卵圆形,室背5裂,裂片带着隔膜。种子多数,黑色,一端斜截,一端急尖,侧面有一条棱。花期7~9月,果期9~11月。

070 桃仁

【来源】蔷薇科植物桃或山桃的干燥成熟种子。

【原植物】桃 *Prunus persica*（L.）Batsch 或山桃 *Prunus davidiana*（Carr.）Franch.。

【性味功效】苦、甘，平。活血祛瘀，润肠通便，止咳平喘。孕妇慎用。

【药典与标准】《中华人民共和国药典》（2020年版一部），290~291页。国家卫生部2002年首批公布的87种药食同源中药之一。

【药材性状】

桃仁　呈扁长卵形，长1.2~1.8cm，宽0.8~1.2cm，厚0.2~0.4cm。表面黄棕色至红棕色，密布颗粒状突起。一端尖，中部膨大，另端钝圆稍偏斜，边缘较薄。尖端一侧有短线形种脐，圆端有颜色略深不甚明显的合点，自合点处散出多数纵向维管束。种皮薄，子叶2，类白色，富油性。气微，味微苦。

山桃仁　呈类卵圆形，较小而肥厚，长约0.9cm，宽约0.7cm，厚约0.5cm。

【餐饮举例】

桃仁山楂羹、桃仁麻子饮、桃仁莲藕汤等。

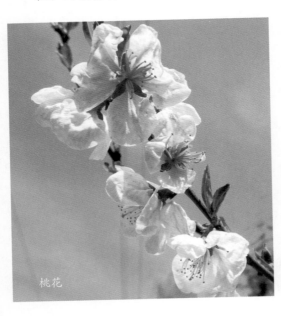
桃花

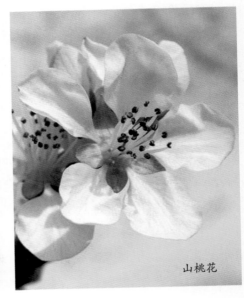
山桃花

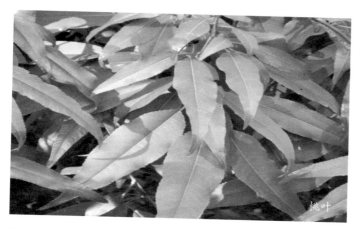

桃叶

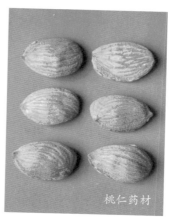

桃仁药材

【文献记载】

《中国植物志》第三十八卷,17~18页。桃(《诗经》)原产我国,各省区广泛栽培。世界各地均有栽植。

《中国植物志》第三十八卷,20~23页。山桃产山东、河北、河南、山西、陕西、甘肃、四川、云南等地。生于海拔800~3200m的山坡、山谷沟底或荒野疏林及灌丛内。本种抗旱耐寒,又耐盐碱土壤,主要作桃、梅、李等果树的砧木,也供观赏。木材质硬而重,可作各种细工及手杖。种仁可榨油供食用。

《中华本草》第4册,第十卷,75~86页。桃仁的来源包括桃或山桃。种子,苦、甘,小毒;活血祛瘀,润肠通便。幼果(碧桃干),敛汗涩精,活血止血,止痛。果实,生津,润肠,活血,消积。花,利水通便,活血化瘀。叶,祛风清热,燥湿解毒,杀虫。幼枝,活血通络,解毒,杀虫。根,清热利湿,活血止痛,消痈肿。桃胶(树脂),和血,通淋,止痢。

【形态特征】

桃:落叶乔木,高3~8m。树冠宽广而平展;树皮暗红褐色,老时粗糙呈鳞片状;小枝细长,具大量小皮孔。单叶互生,长圆状披针形,长7~15cm,宽2~3.5cm,边缘有锯齿,叶柄长1~2cm,有腺体。花单生,先叶开放,直径2.5~3.5cm,花梗极短;萼筒钟形,绿色而具红色斑点;花瓣5,粉红色;雄蕊20~30,花药绯红色;雌蕊1枚,花柱几于雄蕊等长;子房上位。核果近球形,直径3~12cm,果肉多汁有香味,甜或酸甜;核具弯曲之沟穴。花期3~4月,果实成熟期因品种而异,通常8~9月。

山桃与桃的主要区别在于:树皮暗紫色,光滑。叶卵状披针形,长5~13cm,宽1.5~4cm。花直径2~3cm;萼片紫色。核果近球形,直径2.5~3.5cm,淡黄色,密被短柔毛,果肉薄而干,不可食,成熟时不开裂。花期3~4月,果期7~8月。

071 夏枯草

【来源】唇形科植物夏枯草的干燥果穗。

【原植物】夏枯草 *Prunella vulgaris* L.。

【常用别名】麦夏枯、夏枯头、铁色草。

【性味功效】辛、苦,寒。清肝泻火,明目,散结消肿。

【药典与标准】《中华人民共和国药典》(2020年版一部),292~293页。2014年国家卫计委新增15种药食同源中药之一。

【药材性状】

　　本品呈圆柱形,略扁,长1.5~8cm,直径0.8~1.5cm;淡棕色至棕红色。全穗由数轮至10数轮宿萼与苞片组成,每轮有对生苞片2片,呈扇形,先端尖尾状,脉纹明显,外表面有白毛。每一苞片内有花3朵,花冠多已脱落,宿萼二唇形,内有小坚果4枚,卵圆形,棕色,尖端有白色突起。体轻。气微,味淡。

【餐饮举例】

　　夏桑菊凉茶、夏枯草黑豆汤、夏枯草煲鸡脚等。

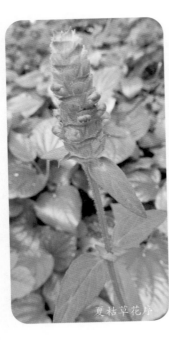
夏枯草花序

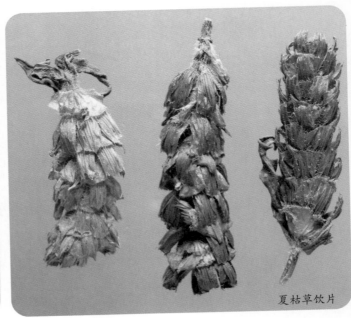
夏枯草饮片

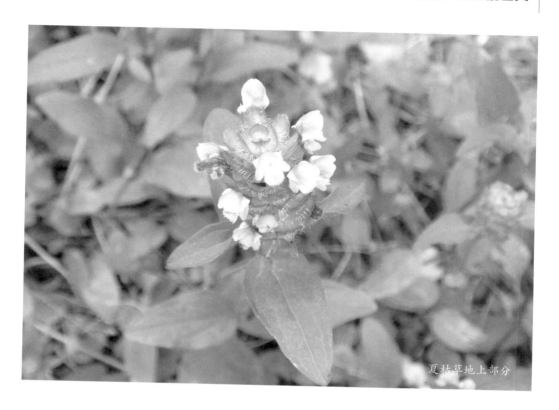

夏枯草地上部分

【文献记载】

　　《中国植物志》第六十五卷,第二分册,387~390页。以夏枯草为正名收载,别名麦穗夏枯草、铁线夏枯草(《植物名实图考》)等。产陕西、甘肃、新疆、河南、广东、广西、福建、江西、浙江、湖南、湖北、四川、云南、贵州等省区。生于荒坡、草地、溪边及路旁等湿润地上,海拔可达3000m。

　　《广东植物志》第三卷,412~413页。夏枯草广东各地均产,生于山地路边、荒坡、草地和溪边。带花果穗为常用中药(夏枯草),味辛、苦,性寒;清肝火,解郁结。

　　《中华本草》第7册,第十九卷,135~140页。夏枯草(《神农本草经》),别名麦夏枯(《滇南本草》)、铁色草(《本草纲目》)、夏枯头(《全国中草药汇编》)等。果穗入药,味苦、辛,性寒;清肝明目,散结解毒。

【形态特征】

　　多年生草本,有匍匐茎。直立茎方形,高20~30cm。表面暗红色,有细柔毛。叶对生,卵形或椭圆状披针形,长1.5~6cm,宽0.7~2.5cm,全缘或疏生锯齿,两面均被毛,基部叶有长柄。轮伞花序密集顶生,呈假穗状;花冠紫红色,唇形,二强雄蕊;子房上位。4小坚果。花期4~6月,果期7~10月。

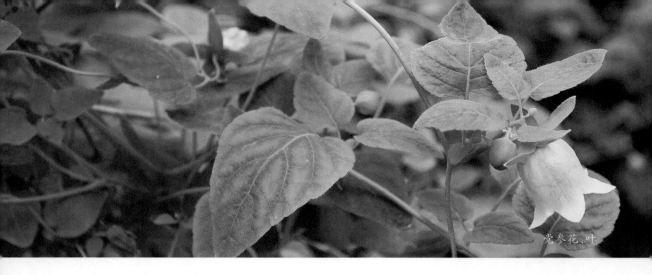

党参花、叶

072 党 参

【来源】桔梗科植物党参、素花党参或川党参的干燥根。

【原植物】党参 *Codonopsis pilosula* (Franch.) Nannf.、素花党参 *Codonpsis pilosula var. modesta*（Nannf.）L. T. Shen 或川党参 *Codonpsis tangshen* Oliv.。

【常用别名】防党参、上党参、狮头参。

【性味功效】甘，平。健脾益肺，养血生津。

【药典与标准】《中华人民共和国药典》(2020年版一部)，293~294页。国家卫生健康委员会、国家市场监督管理总局2023年第9号公告，纳入药食同源名单。

【药材性状】

党参　呈长圆柱形，稍弯曲，长10~35cm，直径0.4~2cm。表面灰黄色、黄棕色至灰棕色，根头部有多数疣状突起的茎痕及芽，每个茎痕的顶端呈凹下的圆点状；根头下有致密的环状横纹，向下渐稀疏，有的达全长的一半，栽培品环状横纹少或无；全体有纵皱纹和散在的横长皮孔样突起，支根断落处常有黑褐色胶状物。质稍柔软或稍硬而略带韧性，断面稍平坦，有裂隙或放射状纹理，皮部淡棕黄色至黄棕色，木部淡黄色至黄色。有特殊香气，味微甜。

素花党参　长10~35cm，直径0.5~2.5cm。表面黄白色至灰黄色，根头下致密的环状横纹常达全长的一半以上。断面裂隙较多，皮部灰白色至淡棕色。

川党参　长10~45cm，直径0.5~2cm。表面灰黄色至黄棕色，有明显不规则的纵沟。质较软而结实，断面裂隙较少，皮部黄白色。

【餐饮举例】

党参红枣百合粥、党参白术茯苓粥、党参红枣黑米粥、党参乌鸡汤等。

【文献记载】

《中国植物志》第七十三卷，第二分册，40~41页。党参（《神农本草经》）产西藏东南部、四川西部、云南西北部、甘肃东部、陕西南部、宁夏、青海东部、河南、山西、河北、内蒙古及东北地区。生于海拔1560~3100m的山地林边及灌丛中。

《中华本草》第7册，第二十卷，603~611页。党参（《本草从新》），别名上党人参（《本经逢原》）、防风党参（《本草从新》）、黄党、防党参、上党参（《百草镜》）、狮头参（《纲目拾遗》）等。根，甘，平；健脾补肺，益气生津。

【形态特征】

党参：多年生草质藤本，有白色乳汁。根肉质，圆柱形，直径1~3cm，顶端有膨大的根头，具多数瘤状茎痕；茎缠绕，长而多分枝。叶互生或近于对生，卵形至倒卵形，长1~6.5cm，宽0.8~5cm，两面被毛，全缘或微波状；茎下部的叶基部心形或浅心形。花两性，单生；花萼贴生至子房中部，5裂；花冠钟状，黄绿色，内面的紫斑；雄蕊5，子房半下位。蒴果圆锥形；种子多数。花果期7~10月。

素花党参与党参的主要区别在于：叶近于无毛，或幼时上面有疏毛。

川党参与党参的主要区别在于：茎下部的叶基部楔形或较圆钝；花萼仅贴生于子房最下部。

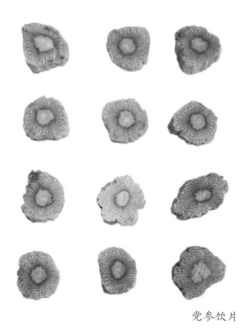

党参饮片

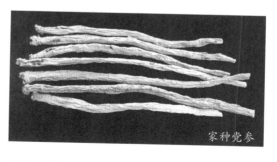

家种党参

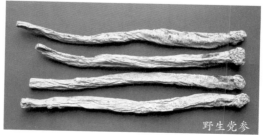

野生党参

073 铁皮石斛

【来源】兰科石植物铁皮石斛的干燥茎。

【原植物】铁皮石斛 *Dendrobium officinale* Kimura et Migo。

【性味功效】甘,微寒。益胃生津,滋阴清热。

【药典与标准】《中华人民共和国药典》(2020年版一部),295~296页。国家卫生健康委员会、国家市场监督管理总局2023年第9号公告,纳入药食同源名单。

【药材性状】

铁皮枫斗 本品呈螺旋形或弹簧状,通常为2~6个旋纹,茎拉直后长3.5~8cm,直径0.2~0.4cm。表面黄绿色或略带金黄色,有细纵皱纹,节明显,节上有时可见残留的灰白色叶鞘;一端可见茎基部留下的短须根。质坚实,易折断,断面平坦,灰白色至灰绿色,略角质状。气微,味淡,嚼之有黏性。

铁皮石斛 本品呈圆柱形的段,长短不等。

【附注】

铁皮石斛11月至翌年3月采收,除去杂质,剪去部分须根,边加热边扭成螺旋形或弹簧状,烘干;或切成段,干燥或低温烘干,前者习称"铁皮枫斗"(耳环石斛);后者习称"铁皮石斛"。

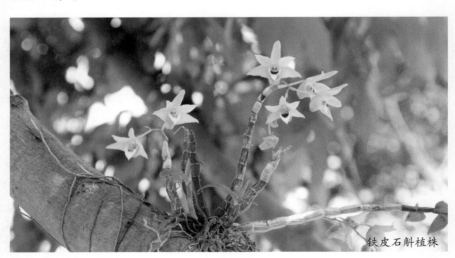

铁皮石斛植株

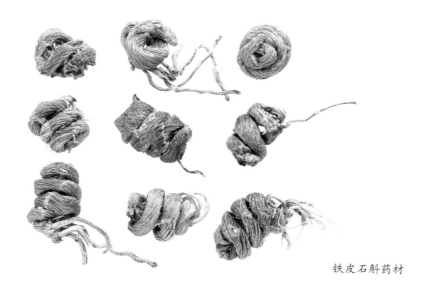

铁皮石斛药材

【餐饮举例】

铁皮石斛水鸭汤、铁皮石斛鳝鱼汤等。

【文献记载】

《中国植物志》第十九卷,117页。以铁皮石斛(《中药志》)为正名收载,别名黑节草(《中国高等植物图鉴》)、云南铁皮(云南)。产安徽西南部(大别山)、浙江东部(鄞县、天台、仙居)、福建西部(宁化)、广西西北部(天峨)、四川、云南东南部(石屏、文山、麻栗坡、西畴)。生于海拔达1600米的山地半阴湿的岩石上。

《中华本草》第8册,第二十四卷,705~446页。作为石斛(《神农本草经》)来源之一收载,别名林兰(《神农本草经》)、杜兰、千年竹(《植物名实图考》)等。茎入药,味甘,性微寒。生津养胃,滋阴清热,润肺益肾,明目强腰。

【形态特征】

多年生附生草本,高9~35cm。茎直立,圆柱形,粗2~4mm,不分枝,多节,常在中部以上互生3~5枚叶。叶长圆状披针形,长3~7cm,宽9~15mm,先端多少钩转,基部下延为抱茎的鞘,叶鞘老时其上缘与茎松离而张开,并且与节留下1个环状铁青的间隙。总状花序,具花2~3朵;花序轴回折状弯曲,长2~4cm;花苞片干膜质,浅白色;花梗和子房长2~2.5cm;萼片和花瓣各3,黄绿色,长约1.8cm,具5条脉;唇瓣白色,基部具1个绿色或黄色的胼胝体,中部以下两侧具紫红色条纹,边缘多少波状;蕊柱黄绿色,长约3mm,先端两侧各具1个紫斑点;蕊柱足黄绿色带紫红色条纹。花期3~6月。

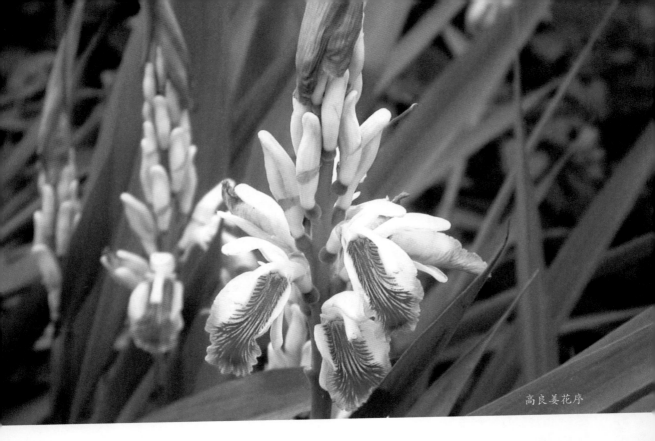

074 高良姜

【来源】姜科植物高良姜的干燥根茎。

【原植物】高良姜 *Alpinia officinarum* Hance。

【常用别名】高凉姜、良姜、蛮姜。

【性味功效】辛,热。温胃止呕,散寒止痛。

【药典与标准】《中华人民共和国药典》(2020年版一部),300页。2002年国家卫生部公布的87种药食同源中药之一。

【药材性状】

本品呈圆柱形,多弯曲,有分枝,长5~9cm,直径1~1.5cm。表面棕红色至暗褐色,有细密的纵皱纹和灰棕色的波状环节,节间长0.2~1cm,一面有圆形的根痕。质坚韧,不易折断,断面灰棕色或红棕色,纤维性,中柱约占1/3。气香,味辛辣。

【餐饮举例】

高良姜炖鸡、良姜陈皮粥、良姜大枣饮、良姜胡椒猪肚汤等。

【文献记载】

《中国植物志》第十六卷,第二分册,100~102页。产广东、广西、海南;野生于荒坡灌丛或疏林中,或栽培。根茎供药用,温中散寒,止痛,消食。

《岭南采药录》75页。出产于高州,味辛,性热,暖胃散寒,消食醒酒,治胃脘冷痛,岚瘴疟疾,霍乱泻痢,吐恶,噎膈,冷癖,虚人勿用。

《中华本草》第8册,第二十四卷,599~603页。以高良姜(《名医别录》)为正名收载,别名高凉姜(《岭表录异》)、良姜(《局方》)、蛮姜(《本草纲目》)等。根茎入药,味辛,性热,温中散寒,理气止痛。

【形态特征】

多年生草本,高40~110cm。根茎圆柱形,芳香。叶二列,叶线状披针形,长20~30cm,宽1.5~2.5cm,叶鞘开放,抱茎,叶舌膜质,棕色。圆锥形总状花序;花萼筒状,长8~10mm,先端3齿裂;花冠管漏斗状,长约1.5cm,裂片3;唇瓣浅红色,中部具紫红色条纹,长约2cm;侧生退化雄蕊锥状,发育雄蕊1,子房下位,3室。蒴果,球形,熟时橘红色。花期4~9月,果期5~11月。

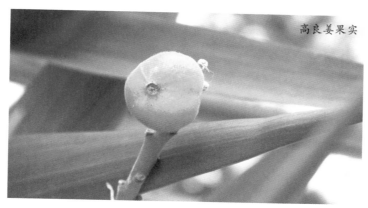

高良姜果实

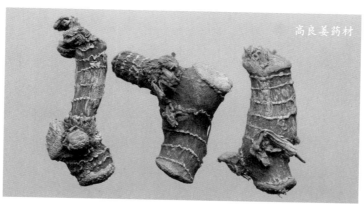

高良姜药材

075 粉 葛

【来源】豆科植物甘葛藤的干燥根。

【原植物】甘葛藤 *Pueraria thomsonii* Benth.。

【常用别名】葛麻藤、葛麻母。

【性味功效】甘、辛,凉。解肌退热,生津止渴,透疹,升阳止泻,通经活络,解酒毒。

【药典与标准】《中华人民共和国药典》(2020年版一部),302页。2002年国家卫生部公布的87种药食同源中药之一。

【药材性状】

  本品呈圆柱形、类纺锤形或半圆柱形,长12~15cm,直径4~8cm;有的为纵切或斜切的厚片,大小不一。表面黄白色或淡棕色,未去外皮的呈灰棕色。体重,质硬,富粉性,横切面可见由纤维形成的浅棕色同心性环纹,纵切面可见由纤维形成的数条纵纹。气微,味微甜。

【餐饮举例】

  粉葛猪骨汤、粉葛木耳排骨汤、粉葛薏米汤等。

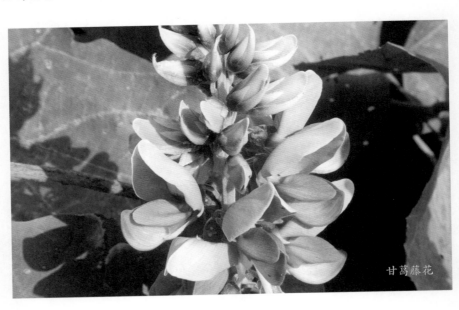

甘葛藤花

甘葛藤饮片

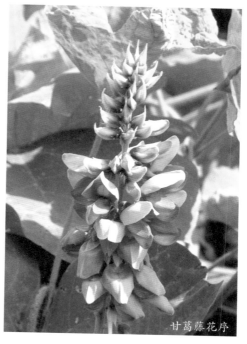

甘葛藤花序

【文献记载】

《中国植物志》第四十一卷,224~226页。粉葛产云南、四川、西藏、江西、广西、广东、海南。生于山野灌丛或疏林中,或栽培。块根含淀粉,供食用,所提取的淀粉称葛粉。

《中华本草》第4册,第十一卷,610~619页。将野葛 *Pueraria lobata* (Willd.) Ohwi 和甘葛藤 *Pueraria thomsonii* Benth.(即粉葛)均作为葛根(《神农本草经》)的来源收载。块根,甘、辛,平;解肌退热,发表透疹,生津止渴,升阳止泻。葛粉,解热除烦,生津止渴。花,解酒醒脾,止血。叶,止血。藤茎,清热解毒,消肿。种子(葛谷),健脾止泻,解酒。

【形态特征】

草质藤本,全体被黄褐色短毛或杂有长硬毛。羽状复叶互生,具3小叶;小叶3裂,顶生小叶菱状卵形或宽卵形,侧生小叶斜卵形,长7~19cm,宽5~18cm,先端急尖或具长小尖头,全缘或具2~3裂片,两面均被黄色粗伏毛;总状花序,花萼钟状,长8~10mm,被毛,萼齿5;花冠蝶形,紫色,长16~18mm,旗瓣近圆形,基部有2耳及1附属物;二体雄蕊;子房上位。荚果长椭圆形,长5~9cm,宽8~11mm,扁平,密被黄褐色长硬毛。种子肾形或圆形。花果期9~10月。

076 益智仁

【来源】姜科植物益智的干燥果实。

【原植物】益智 *Alpinia oxyphylla* Miq.。

【常用别名】益智子。

【性味功效】辛,温。暖肾固精缩尿,温脾止泻摄唾。

【药典与标准】《中华人民共和国药典》(2020年版一部),303~304页。2002年国家卫生部公布的87种药食同源中药之一。

【药材性状】

本品呈椭圆形,两端略尖,长1.2~2cm,直径1~1.3cm。表面棕色或灰棕色,有纵向凹凸不平的突起棱线13~20条,顶端有花被残基,基部常残存果梗。果皮薄而稍韧,与种子紧贴,种子集结成团,中有隔膜将种子团分为3瓣,每瓣有种子6~11粒。种子呈不规则的扁圆形,略有钝棱,直径约3mm,表面灰褐色或灰黄色,外被淡棕色膜质的假种皮;质硬,胚乳白色。有特异香气,味辛、微苦。

【附注】

夏、秋间果实由绿变红时采收,晒干或低温干燥。

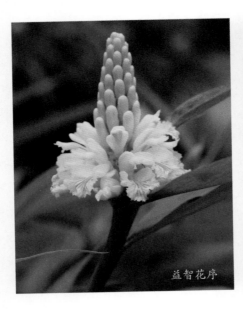
益智花序

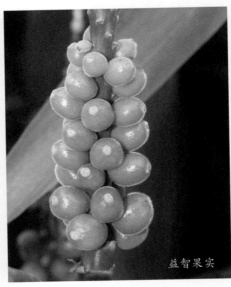
益智果实

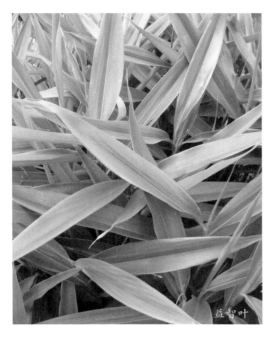

益智叶

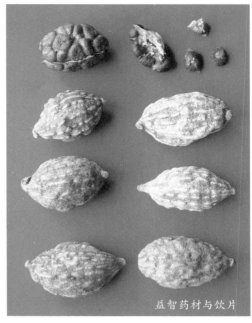

益智药材与饮片

【餐饮举例】

龙眼益智仁糯米粥、益智仁猪骨汤、益智仁煲瘦肉等。

【文献记载】

《中国植物志》第十六卷,第二分册,100页。以益智(《南方草木状》)为正名收载。产广东(以海南为主)、广西,近年来云南、福建亦有少量试种。生于林下荫湿处或栽培。果实供药用。果实含挥发油约0.7%,油中主要成分为桉油精,及姜烯、姜醇等倍半萜类。

《中华本草》第8册,第二十三卷,603~606页。以益智仁(《宝庆本草折衷》)为正名收载,别名益智子(《南方草木状》)。果实入药,味辛,性温。温脾止泻摄唾,暖肾固精缩尿。

【形态特征】

多年生草本,高1~3m;茎丛生;根茎短。叶二列,叶片披针形,长25~35cm,宽3~6cm;叶柄短;叶舌膜质,2裂。总状花序,花萼筒状,长1.2cm,一侧开裂至中部,先端3齿裂;花冠管长8~10mm,裂片长约1.8cm,后方的1枚稍大,白色;退化雄蕊钻状;唇瓣倒卵形,长约2cm,粉白色而具红色脉纹,先端边缘皱波状;能育雄蕊1,花丝长1.2cm,花药长约7mm;子房下位,密被绒毛。蒴果鲜时球形,干时纺锤形,宽约1cm,果皮上有隆起的维管束线条。花期3~5月;果期4~9月。

077 桑 叶

【来源】桑科植物桑的干燥叶。

【原植物】桑 *Morus alba* L.。

【常用别名】桑树、家桑、蚕桑。

【性味功效】甘、苦,寒。疏散风热,清肺润燥,清肝明目。

【药典与标准】《中华人民共和国药典》(2020年版一部),310~311页。2002年国家卫生部公布的87种药食同源中药之一。

【药材性状】

 本品多皱缩、破碎。完整者有柄,叶片展平后呈卵形或宽卵形,长8~15cm,宽7~13cm。先端渐尖,基部截形、圆形或心形,边缘有锯齿或钝锯齿,有的不规则分裂。上表面黄绿色或浅黄棕色,有的有小疣状突起;下表面颜色稍浅,叶脉突出,小脉网状,脉上被疏毛,脉基具簇毛。质脆。气微,味淡、微苦涩。

【附注】

 夏、秋间果实由绿变红时采收,晒干或低温干燥。

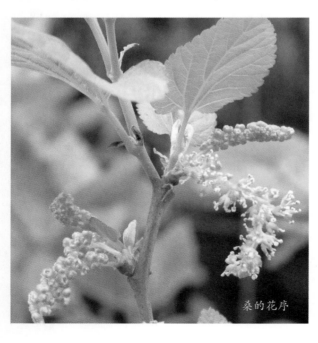
桑的花序

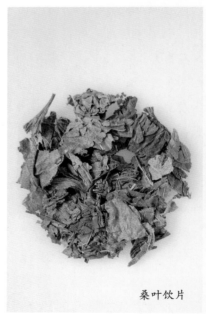
桑叶饮片

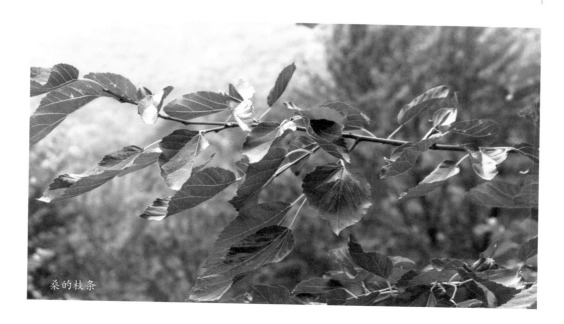

桑的枝条

【餐饮举例】

桑叶薄荷粥、桑叶鲫鱼汤等。

【文献记载】

《中国植物志》第二十三卷,第一分册,7~9页。本种原产我国中部和北部,现由东北及西南各省区,西北直至新疆均有栽培。树皮纤维柔细,可作纺织原料;根皮、果实及枝条入药;叶为养蚕的主要饲料,也作药用,并可作土农药。

《中华本草》第2册,第五卷,520~533页。叶(桑叶),苦、甘,寒;疏散风热,清肺,明目。根皮(桑白皮),甘、辛,寒;泻肺平喘,利水消肿。根,微苦,寒;清热定惊,祛风通络。嫩枝(桑枝),苦,平;祛风湿,通经络,行水气。果穗(桑椹子),甘、酸,寒;滋阴养血,生津,润肠。

【形态特征】

落叶乔木或灌木状,高可达15m,胸径可达50cm。单叶互生,卵形或宽卵形,长5~15cm,宽5~12cm,先端尖或渐短尖,基部圆或微心形,边缘有粗齿,上面无毛,下面脉腋具簇生毛;叶柄长1.5~5.5cm,被柔毛。花单性;雌雄异株;雄花序下垂,长2~3.5cm,密被白色柔毛;雄花花被片4,淡绿色,雄蕊4;雌花序长1~2cm,花序梗长0.5~1cm,被柔毛,雌花无梗,花被片4,倒卵形,包围子房,无花柱,柱头2裂。瘦果外被肉质花被,密集成聚花果,卵状椭圆形,长1~2.5cm,红色至暗紫色。花期4~5月,果期5~8月。

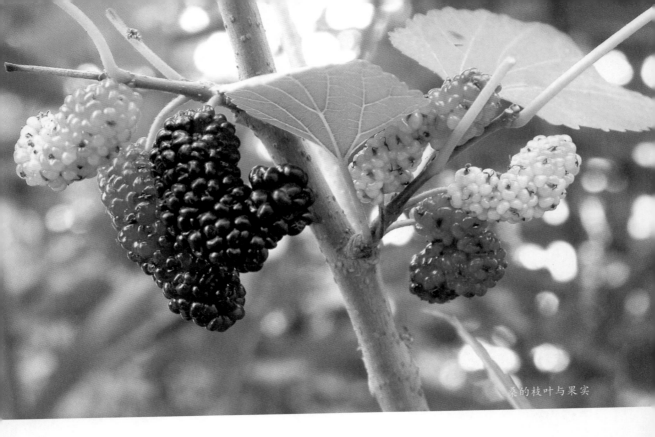

桑的枝叶与果实

078 桑 椹

【来源】桑科植物桑的干燥果穗。

【原植物】桑 *Morus alba* L.。

【常用别名】桑树、家桑、蚕桑。

【性味功效】甘、酸,寒。滋阴补血,生津润燥。

【药典与标准】《中华人民共和国药典》(2020年版一部),313页。2002年国家卫生部公布的87种药食同源中药之一。

【药材性状】

　　本品为聚花果,由多数小瘦果集合而成,呈长圆形,长1~2cm,直径0.5~0.8cm。黄棕色、棕红色或暗紫色,有短果序梗。小瘦果卵圆形,稍扁,长约2mm,宽约1mm,外具肉质花被片4枚。气微,味微酸而甜。

【餐饮举例】

　　夏桑菊凉茶、桑椹酒、桑椹果汁等。

【文献记载】

《中国高等植物图鉴》第一卷,478页。以桑为正名收载。落叶灌木或小乔木,高达15m。叶卵形或宽卵形,长5～10(～20)cm,宽4～9cm,先端急尖或钝,基部近心形,边缘有粗锯齿,有时不规则分裂,上面无毛,有光泽,下面脉上有疏毛,叶柄长1～2.5cm,托叶披针形,早落。花单性;雌雄异株;均排成腋生穗状花序;雄花序长1～2.5cm,雌花序长5～10mm;雄花花被片4,雄蕊4,中央有不育雌蕊;雌花花被片4,结果时变为肉质,无花柱或花柱极短,柱头2裂,宿存。聚花果(桑椹)长1～2.5cm,黑紫色或白色。

全国各省区均有栽培。叶饲蚕;木材供雕刻,茎皮纤维好;果生食或酿造;种子含油约30%,供油漆等用。根皮、枝、叶、果入药,清肺热,祛风湿,补肝肾。

《中华本草》第2册,第五卷,531～533页。以桑椹子(《新修本草》)为正名收载,别名桑实(《五十二病方》),葚(《尔雅》),乌椹(《本草衍义》),桑枣(《生草药性备要》),桑粒(《东北药用植物志》),桑蔗(《四川中药志》),桑果(江苏)等。味甘、酸,性寒。滋阴养血,生津,润肠。

用于肝肾阴血亏虚,桑椹子入肝肾而有补益功效。用于津伤口渴或消渴,桑椹子能滋阴补液,生津止渴。用于肠燥便秘,桑椹子滋阴养血,润燥滑肠。

其制剂桑椹蜜补肝,生津,利水。桑椹膏补肝益肾,养血安神。桑椹冲剂滋阴益肾,补血润燥。

【形态特征】

见桑叶一节。

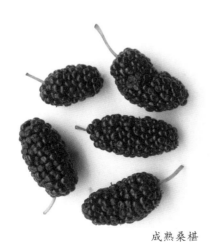

成熟桑椹

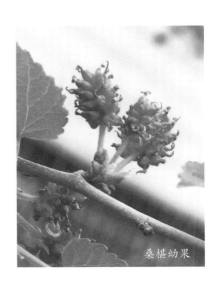

桑椹幼果

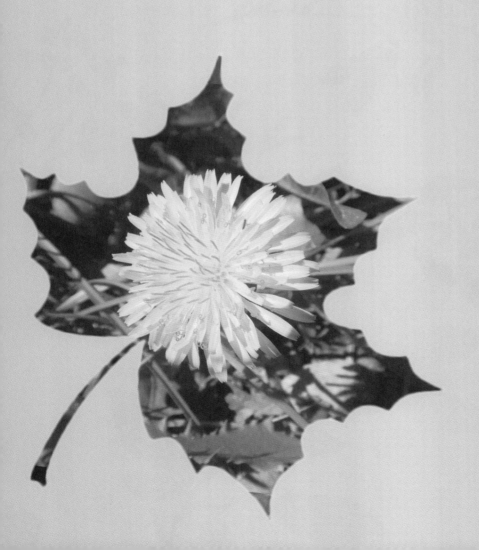

079 黄芥子

【来源】十字花科植物芥的干燥成熟种子。

【原植物】芥 *Brassica juncea* (L.) Czern. et Coss.

【常用别名】芥菜子、青菜子。

【性味功效】甘,平。补气养阴,健脾,润肺,益肾。

【药典与标准】《中华人民共和国药典》(2020年版一部),167页。《卫生部关于进一步规范保健食品原料的通知》卫法监发[2002]51号文件;2002年国家卫生部公布的87种药食同源中药之一。

【药材性状】

　　本品呈球形,直径1~2mm。表面黄色至棕黄色,少数呈暗红棕色,具细网纹;种脐点状,种皮薄而脆,子叶折叠,有油性。气微。研碎后加水浸湿,则产生辛烈的特异臭气,味极辛辣。

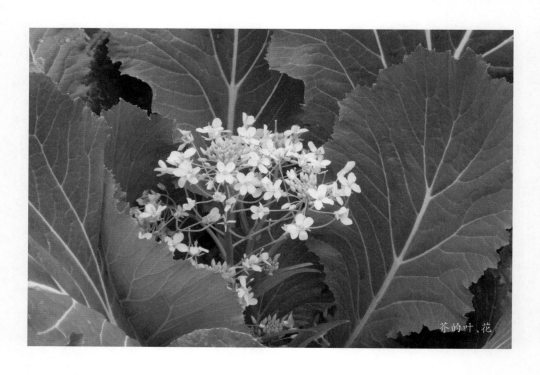

芥的叶、花

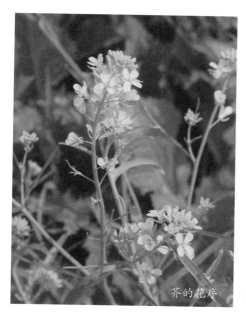

芥的花序

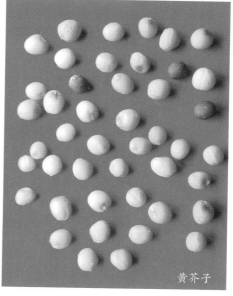

黄芥子

【餐饮举例】

兰州酿皮子、芥末肚丝、芥末白菜等。

【文献记载】

《中国植物志》第三十三卷，28~32页。以芥菜（通称）为正名收载。全国各地栽培。叶盐腌供食用；种子及全草供药用，能化痰平喘，消肿止痛；种子磨粉称芥末，为调味料；榨出的油称芥子油；本种为优良的蜜源植物。我国最广泛栽培的7个变种：雪里蕻、榨菜、大头菜、油芥菜、多裂叶芥、大叶芥菜、皱叶芥菜均为常见的食用菜蔬。

《中华本草》第3册，第九卷，689~692页。以芥子（《名医别录》）为正名收录。别名芥菜子（《孙天仁集效方》）、青菜子（《分类草药性》）、黄芥子（《中药志》）。种子，辛，热，小毒；温中散寒，豁痰利窍，通络消肿。嫩茎和叶，辛，温；利肺豁痰，消肿散结。

【形态特征】

一年生草本，高30~150cm，带粉霜，有辣味。茎直立，有分枝。基生叶宽卵形至倒卵形，长15~35cm，基部楔形，大头羽裂，具2~3对裂片，或不裂，边缘均有缺刻或牙齿，叶柄长3~9cm；茎下部叶较小，不抱茎；茎上部叶窄披针形，长2.5~5cm，宽4~9mm，边缘具不明显疏齿或全缘。总状花序，花两性，黄色，直径7~10mm；花梗长4~9mm；萼片4，长4~5mm；花瓣4，倒卵形，长8~10mm，四强雄蕊，子房上位。长角果线形，长3~5.5cm，宽2~3.5mm；种子球形，直径约1mm，深黄或暗红色。花期3~5月，果期5~6月。

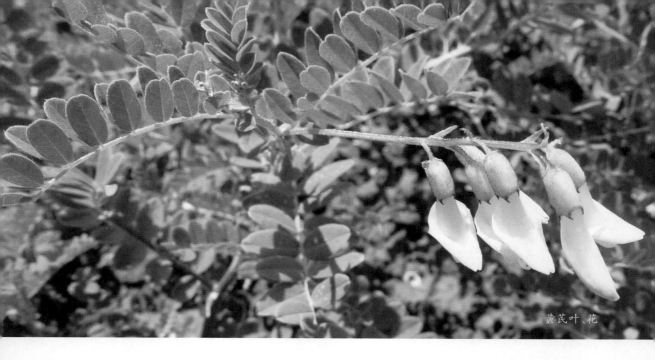

080 黄 芪

【来源】豆科植物蒙古黄芪或膜荚黄芪的干燥根。

【原植物】蒙古黄芪 *Astragalus membranaceus*（Fisch.）Bge. var. *mongholicus*（Bge.）Hsiao 或膜荚黄芪 *Astragalus membranaceus*（Fisch.）Bge.。

【常用别名】黄耆、绵芪、北芪。

【性味功效】甘，微温。补气升阳，固表止汗，利水消肿，生津养血，行滞通痹，托毒排脓，敛疮生肌。

【药典与标准】《中华人民共和国药典》（2020年版一部），315~316页。国家卫生健康委员会、国家市场监督管理总局2023年第9号公告，纳入药食同源名单。

【药材性状】

本品呈圆柱形，有的有分枝，上端较粗，长30~90cm，直径1~3.5cm。表面淡棕黄色或淡棕褐色，有不整齐的纵皱纹或纵沟。质硬而韧，不易折断，断面纤维性强，并显粉性，皮部黄白色，木部淡黄色，有放射状纹理和裂隙，老根中心偶呈枯朽状，黑褐色或呈空洞。气微，味微甜，嚼之微有豆腥味。

【餐饮举例】

黄芪乌鸡汤、参芪排骨汤、黄芪山药粥、黄芪红枣汤、黄芪羊肉汤等。

【文献记载】

《中华本草》第4册,第十一卷,341~356页。以黄芪为为正名收载,别名黄耆、王孙(《药性论》)、绵黄耆(《本草图经》)、绵耆(《本草蒙筌》)、绵黄芪(《全国中草药汇编》)等。根入药,味甘,性温;益气升阳,固表止汗,利水消肿,托毒生肌。

在黄芪的"品种考证"项下记载:古代黄芪入药品种各异,产地亦不稳定。唐代以前以西北地区为主,特别是甘肃产者为道地。宋代以后则以山西产者为良,至清代除山西产之外,又加蒙古黄芪为道地药材。

王惠清《中药材产销》记载:山西浑源为黄芪著名产地;20世纪90年代后,甘肃为产量最大产地。

【形态特征】

黄芪:多年生草本,高50~100cm。主根深长,稍带木质,不易折断,表面土黄色或浅棕褐色,断面黄白色。茎直立,上部多分枝。奇数羽状复叶互生,小叶13~27对;小叶片宽椭圆形至长圆形,长7~30mm,宽3~12mm,上面无毛,下面被柔毛。总状花序腋生;花萼钟状,5裂;花冠黄色至淡黄色,蝶形;雄蕊10,二体;子房上位。荚果无毛,长2~3cm,稍膨胀;种子3~8粒。花期6~8月,果期7~9月。

蒙古黄芪与黄芪的主要区别在于:植株较矮小,小叶亦较小,长5~10mm,宽3~5mm,荚果无毛。

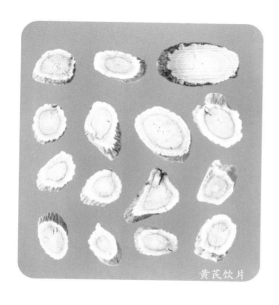

黄芪饮片

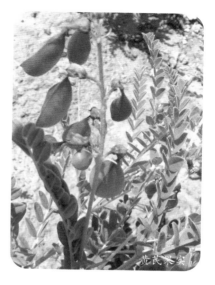

黄芪果实

081 黄 精

【来源】百合科植物黄精、滇黄精及多花黄精的干燥根茎(按形状不同,分别习称"鸡头黄精""大黄精""姜形黄精")。

【原植物】黄精 *Polygonatum sibiricum* Red.、滇黄精 *Polygonatum kingianum* Coll. et Hemsl. 及多花黄精 *Polygonatum cyrtonema* Hua。

【性味功效】甘,平。补气养阴,健脾,润肺,益肾。

【药典与标准】《中华人民共和国药典》(2020年版一部),319~320页。2002年国家卫生部公布的87种药食同源中药之一。

【药材性状】

大黄精　呈肥厚肉质的结节块状,结节长可达10cm以上,宽3~6cm,厚2~3cm。表面淡黄色至黄棕色,具环节,有皱纹及须根痕,结节上侧茎痕呈圆盘状,圆周凹入,中部突出。质硬而韧,不易折断,断面角质,淡黄色至黄棕色。气微,味甜,嚼之有黏性。

鸡头黄精　呈结节状弯柱形,长3~10cm,直径0.5~1.5cm。结节长2~4cm,略呈圆锥形,常有分枝。表面黄白色或灰黄色,半透明,有纵皱纹,茎痕圆形,直径5~8mm。

姜形黄精　呈长条结节块状,长短不等,常数个块状结节相连。表面灰黄色或黄褐色,粗糙,结节上侧有突出的圆盘状茎痕,直径0.8~1.5cm。

味苦者不可药用。

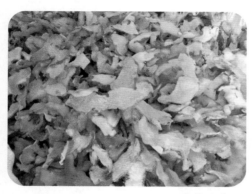
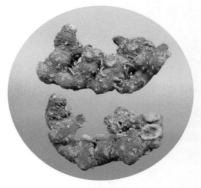

黄精饮片　　　　　　　黄精药材

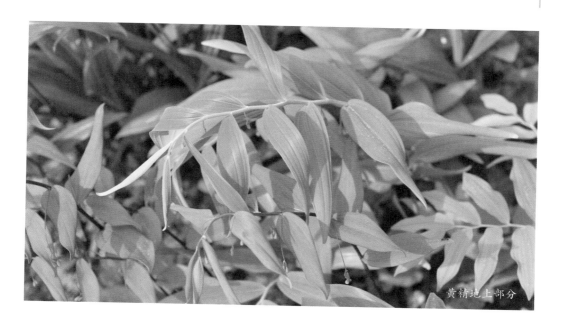

黄精地上部分

【餐饮举例】

　　黄精大枣炖猪肘、黄精鳝片、黄精枸杞乌鸡汤、黄精糕、黄精粥等。

【文献记载】

　　《中国植物志》第十五卷,78页。以黄精(《证类本草》)为正名收载。别名鸡头黄精(《中药志》)、爪子参(陕西)、鸡爪参(甘肃)等。产黑龙江、吉林、辽宁、河北、山西、甘肃(东部)、河南、山东、安徽(东部)、浙江(西北部)。生于海拔800~2800m的林下、灌丛或山坡阴处。根状茎为常用中药"黄精"。

【形态特征】

　　黄精:多年生草本,以卷曲的叶尖卷他物而上升,高可达1m以上。根状茎横生,肥厚,圆柱状,长达20cm,白色,有节。地上茎单一,有纵棱。叶4~6片,轮生,条状披针形,长8~15cm,宽6~16mm,先端拳卷或弯曲成钩状,全缘,表面绿色,背面粉白色。总花梗腋生,具2~4朵花;花被淡绿色或白色,全长9~12mm,花被筒中部稍缢缩,裂片6,长约4mm;雄蕊6,内藏;子房上位,3室。浆果球形,熟时黑色。花期5~6月,果期8~9月。

　　黄精与滇黄精的主要区别在于:叶绝大部分轮生,先端拳卷;花被粉红色,长18~25mm;浆果红色。

　　黄精与多花黄精的主要区别在于:叶互生;花序通常具2~7朵花;花被黄绿色,长15~18mm。

082 菊 苣

【来源】 菊科植物毛菊苣或菊苣的干燥地上部分。

【原植物】 毛菊苣 *Cichorium glandulosum* Boiss. et Huet 和菊苣 *Cichorium intybus* L.。

【性味功效】 微苦、咸,凉。清肝利胆,健胃消食,利尿消肿。

【药典与标准】《中华人民共和国药典》(2020年版一部),323页。2002年国家卫生部公布的87种药食同源中药之一。

【药材性状】

毛菊苣 茎呈圆柱形,稍弯曲;表面灰绿色或带紫色,具纵棱,被柔毛或刚毛,断面黄白色,中空。叶多破碎,灰绿色,两面被柔毛;茎中部的完整叶片呈长圆形,基部无柄,半抱茎;向上叶渐小,圆耳状抱茎,边缘有刺状齿。头状花序5~13个成短总状排列。总苞钟状,直径5~6mm;苞片2层,外层稍短或近等长,被毛;舌状花蓝色。瘦果倒卵形,表面有棱及波状纹理,顶端截形,被鳞片状冠毛,长0.8~1mm,棕色或棕褐色,密布黑棕色斑。气微,味咸、微苦。

菊苣 茎表面近光滑。茎生叶少,长圆状披针形。头状花序少数,簇生;苞片外短内长,无毛或先端被稀毛。瘦果鳞片状,冠毛短,长0.2~0.3mm。

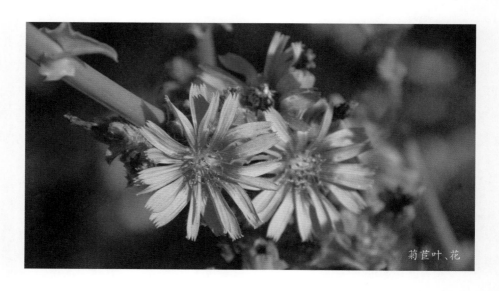

菊苣叶、花

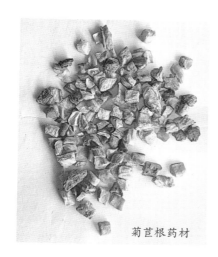

菊苣根药材

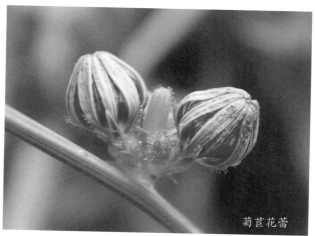

菊苣花蕾

【餐饮举例】

菊苣马蹄饮、菊苣菊花茶、菊苣雪梨汁等。

【文献记载】

《中国植物志》第八十卷,第一分册,008页。菊苣分布北京(百花山)、黑龙江(饶河)、辽宁(大连)、山西(汾阳)、陕西(西安、眉县、周至)、新疆(阿勒泰、哈巴河、福海、塔城、托里、裕民、博乐、沙湾、玛纳斯、乌鲁木齐、米泉、伊宁、察布察尔)、江西(遂川)。生于滨海荒地、河边、水沟边或山坡。菊苣叶可调制生菜,在我国四川(成都)及广东等有引种栽培。根含菊糖及芳香族物质,可提制代用咖啡,促进人体消化器官活动。

《中国植物志》第八十卷,第一分册,08页。毛菊苣分布于新疆(阿克苏、且末)。生于平原绿洲。

《中华本草》第8册,第二十一卷,774~775页。以菊苣(《新疆中草药手册》)为正名收载,别名蓝菊(《新疆中草药》)。地上部分,苦,寒。清热解毒,利尿消肿。

【形态特征】

菊苣:多年生草本,高40~100cm。茎直立,单生,有条棱。基生叶莲座状,花期生存,倒披针状长椭圆形,长15~34cm,宽2~4cm,基部渐狭有翼柄,大头状羽状深裂或不分裂。茎生叶少数,较小,卵状倒披针形至披针形,半抱茎。全部叶质地薄,两面被稀疏的多细胞长节毛。头状花序多数,单生或数个集生于茎顶或枝端;总苞片2层,花全部舌状,蓝色,长约14mm,聚药雄蕊,子房下位。瘦果先端截形。冠毛短,长0.2~0.3mm。花果期5~10月。

毛菊苣与菊苣的主要区别在于:为一或二年生草本。全株,特别是植株上部密被头状具柄的长腺毛。冠毛长0.8~1mm。

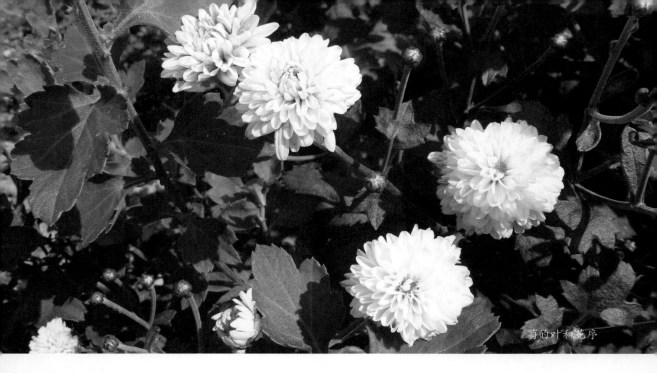

菊的叶和花序

083 菊 花

【来源】菊科植物菊的干燥头状花序(药材按产地和加工方法不同,分为亳菊、滁菊、贡菊、杭菊、怀菊等)。

【原植物】菊 *Chrysanthemum morifolium* Ramat.。

【性味功效】甘,苦,微寒。散风清热,平肝明目,清热解毒。

【药典与标准】《中华人民共和国药典》(2020年版一部),323~324页。2002年国家卫生部公布的87种药食同源中药之一。

【药材性状】

亳菊 呈倒圆锥形或圆筒形,有时稍压扁呈扇形,直径1.5~3cm,离散。总苞碟状;总苞片3~4层,卵形或椭圆形,草质,黄绿色或褐绿色,外面被柔毛,边缘膜质。花托半球形,无托片或托毛。舌状花数层,雌性,位于外围,类白色,劲直,上举,纵向折缩,散生金黄色腺点;管状花多数,两性,位于中央,为舌状花所隐藏,黄色,顶端5齿裂。瘦果不发育,无冠毛。体轻,质柔润,干时松脆。气清香,味甘、微苦。

滁菊 呈不规则球形或扁球形,直径1.5~2.5cm。舌状花类白色,不规则扭曲,内卷,边缘皱缩,有时可见淡褐色腺点;管状花大多隐藏。

贡菊　呈扁球形或不规则球形,直径1.5~2.5cm。舌状花白色或类白色,斜升,上部反折,边缘稍内卷而皱缩,通常无腺点;管状花少,外露。

杭菊　呈碟形或扁球形,直径2.5~4cm,常数个相连成片。舌状花类白色或黄色,平展或微折叠,彼此粘连,通常无腺点;管状花多数,外露。

怀菊　呈不规则球形或扁球形,直径1.5~2.5cm。多数为舌状花,舌状花类白色或黄色,不规则扭曲,内卷,边缘皱缩,有时可见腺点;管状花大多隐藏。

【餐饮举例】

参菊雪梨茶、罗汉果五花茶、芸豆菊花糕、菊花香菇炒墨鱼、菊花茶等。

【文献记载】

《中华本草》第7册,第二十一卷,805~811页。菊花(《神农本草经》),别名节花(《神农本草经》)、女华(《名医别录》)、甘菊、真菊(《抱朴子》)、金蕊(《本草纲目》)等。头状花序,味甘、苦,性微寒;疏风清热,平肝明目,解毒消肿。叶,清肝明目,解毒消肿。根,利小便,清热解毒。

【形态特征】

多年生宿根草本,高60~150cm。茎直立,基部木化,上部多分枝,具细毛或柔毛。叶互生,卵形至卵状披针形,长约5cm,宽3~4cm,基部楔形,边缘有粗大锯齿或深裂为羽状,叶背有白色毛茸,具叶柄。头状花序顶生或腋生,直径2.5~5cm,总苞半球形,总苞片3~4层,舌状花,雌性,白色、黄色或淡红色,管状花黄色,基部有膜质鳞片。瘦果无冠毛。花期9~10月。

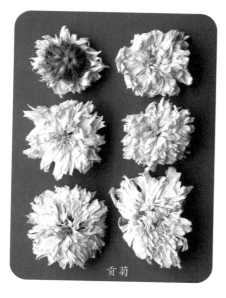

贡菊

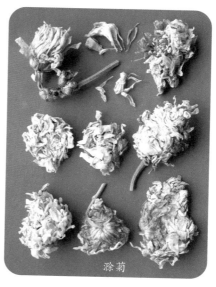

滁菊

084 淡竹叶

【来源】禾本科植物淡竹叶的干燥茎叶。

【原植物】淡竹叶 *Lophatherum gracile* Brongn.。

【常用别名】山冬、地竹、淡竹米、山鸡米、竹叶草。

【性味功效】甘、淡,寒。清热泻火,除烦止渴,利尿通淋。

【药典与标准】《中华人民共和国药典》(2020年版一部),342页。2002年国家卫生部公布的87种药食同源中药之一。

【药材性状】

本品长25~75cm。茎呈圆柱形,有节,表面淡黄绿色,断面中空。叶鞘开裂。叶片披针形,有的皱缩卷曲,长5~20cm,宽1~3.5cm;表面浅绿色或黄绿色。叶脉平行,具横行小脉,形成长方形的网格状,下表面尤为明显。体轻,质柔韧。气微,味淡。

【餐饮举例】

淡竹叶粥、淡竹叶麦冬茶。

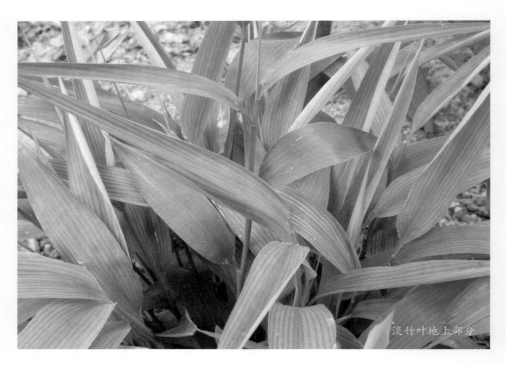

淡竹叶地上部分

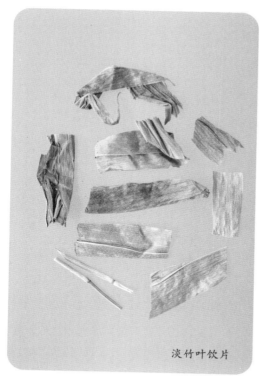

淡竹叶饮片

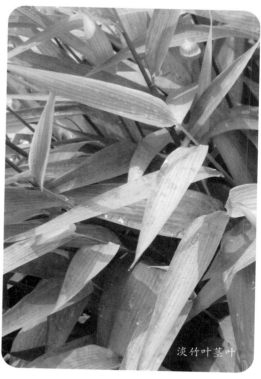

淡竹叶茎叶

【文献记载】

《中国植物志》第九卷,第二分册,35~36页。以淡竹叶(《本草纲目》)为正名收录。产江苏、安徽、浙江、江西、福建、台湾、湖南、广东、广西、四川、云南。生于山坡、林地或林缘、道旁蔽荫处。叶为清凉解热药。

《中华本草》第8册,第二十三卷,366~369页。以淡竹叶(《滇南本草》)为正名收录,别名竹叶门冬青(《分类草药性》)、山冬、地竹(《广西中药志》)、淡竹米(《药材学》)等。茎叶入药,味甘、淡,性寒;清热,除烦,利尿。

【形态特征】

多年生草本,须根黄白色,其中部常膨大形似纺锤状的块根。秆直立,中空,高40~80cm,具5~6节。叶互生,叶鞘平滑或外侧边缘具纤毛;叶舌质硬,褐色,背有糙毛;叶片披针形,长6~20cm,宽1.5~2.5cm,全缘;叶脉平行,小横脉明显,呈方格状。圆锥花序顶生,长12~25cm,斜升或开展;小穗线状披针形,长7~12mm;小花两性,颖具5脉,边缘膜质;外稃较颖为长,具7脉;内稃短于外稃;雄蕊2,子房卵形,花柱2,柱头羽状。颖果长椭圆形。花果期6~10月。

085 淡豆豉

【来源】豆科植物大豆的干燥成熟种子（黑豆）的发酵加工品。

【原植物】大豆 *Glycine max* (L.) Merr. 。

【常用别名】大豆、乌豆、黑豆。

【性味功效】苦、辛，凉。解表，除烦，宣发郁热。

【药典与标准】《中华人民共和国药典》（2020年版一部），342页。2002年国家卫生部公布的87种药食同源中药之一。

【制法】

取桑叶、青蒿各70~100g，加水煎煮，滤过，煎液拌入净大豆1000g中，俟吸尽后，蒸透，取出，稍晾，再置容器内，用煎过的桑叶、青蒿渣覆盖，闷使发酵至黄衣上遍时，取出，除去药渣，洗净，置容器内再闷15~20天，至充分发酵、香气溢出时，取出，略蒸，干燥，即得。

【药材性状】

本品呈椭圆形，略扁，长0.6~1cm，直径0.5~0.7cm。表面黑色，皱缩不平，一侧有长椭圆形种脐。质稍柔软或脆，断面棕黑色。气香，味微甘。

【餐饮举例】

豆豉辣椒酱、四川回锅肉、豆豉蒸排骨、豆豉鲮鱼油麦菜等。

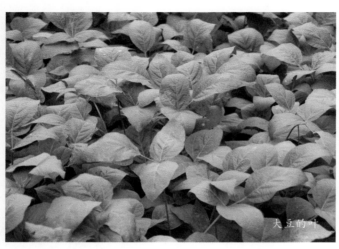

大豆的叶

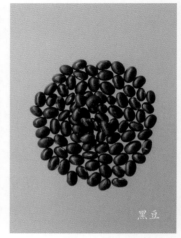

黑豆

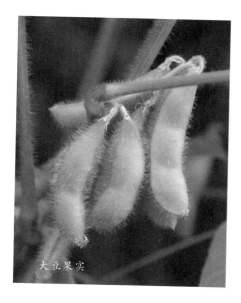
大豆果实

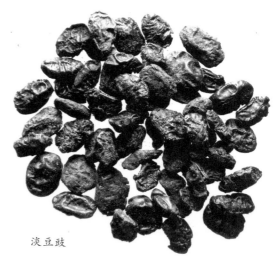
淡豆豉

【文献记载】

《中国植物志》第四十一卷,234~236页。以大豆(《本草经》)为正名收载,别名菽(《诗经》)、黄豆(通称)。原产我国。全国各地均有栽培,以东北最著名,亦广泛栽培于世界各地。大豆是我国重要粮食作物之一,已有五千年栽培历史,现知约有1000个栽培品种。

大豆富含营养,除供直接食用外,可作酱、酱油和各种豆制食品;茎、叶、豆粕及粗豆粉作肥料和优良的牲畜饲料;还有多种工业用途。

《中华本草》第4册,第十一卷,487~492页。以黑大豆(《本草图经》)为正名收载,别名大豆(《神农本草经》)、乌豆(《肘后方》)、黑豆(《日华子》)等。黑大豆,甘,平。活血利水,祛风解毒,健脾益肾。种子发酵加工品(淡豆豉),解肌发表,宣郁除烦。

【形态特征】

一年生草本,高30~90cm。茎粗壮,直立,或上部近缠绕状,密被褐色长硬毛。叶互生,3小叶;托叶长3~7mm;叶柄长2~20cm;小叶宽卵形,近圆形或椭圆状披针形,顶生小叶较大,长5~12cm,宽2.5~8cm,先端具小尖凸,侧生小叶较小,斜卵形,两面散生糙毛或下面无毛。总状花序,下部的花有时单生或成对腋生;花萼长4~6mm,密被毛,常深裂成二唇形,裂片5;花冠紫色、淡紫色或白色,长4.5~8mm,蝶形;二体雄蕊;子房上位。荚果长圆形,黄绿色,长4~7.5cm,宽8~15mm,密被毛;种子2~5粒,椭圆形、近球形至长圆形,长约1cm,种皮光滑,淡绿、黄、褐或黑色,因品种而异。花期6~7月,果期7~9月。

086 葛 根

【来源】豆科植物野葛的干燥根。

【原植物】野葛 *Pueraria lobata* (Willd.)Ohwi。

【常用别名】野葛、葛藤。

【性味功效】甘、辛,凉。解肌退热,生津止渴,透疹,升阳止泻,通经活络,解酒毒。

【药典与标准】《中华人民共和国药典》(2020年版一部),347页。《广东省中药材标准》(第一册)186~187。2002年国家卫生部公布的87种药食同源中药之一。

【药材性状】

　　本品呈纵切的长方形厚片或小方块,长5~35cm,厚0.5~1cm。外皮淡棕色至棕色,有纵皱纹,粗糙。切面黄白色至淡黄棕色,有的纹理明显。质韧,纤维性强。气微,味微甜。

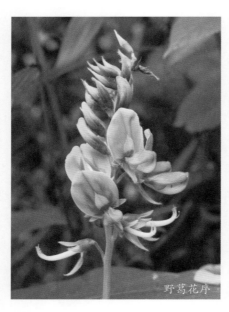
野葛花序

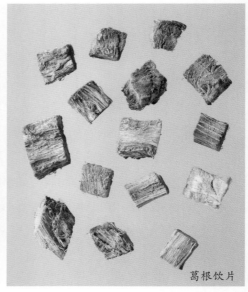
葛根饮片

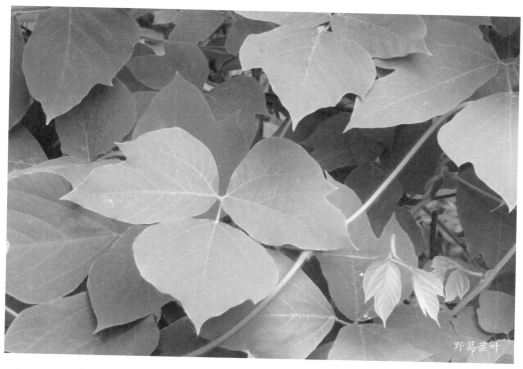

野葛茎叶

【餐饮举例】

罗汉果五花茶、葛花醒酒茶、葛根莲藕汤、葛根胡萝卜筒骨汤等。

【文献记载】

《中国植物志》第四十一卷,224~226页。以葛(《神农本草经》)为正名收载,别名野葛(《本草纲目》)、葛藤。除青海及西藏外,我国南北各地均产。根供药用;茎皮纤维供织布和造纸。古代应用甚广,葛衣、葛巾均为平民服饰;葛纸、葛绳应用亦久,葛粉用于解酒。也是一种良好的水土保持植物。

《中华本草》第4册,第十一卷,610~619页。葛根,始载于(《神农本草经》)。块根,甘、辛,平;解肌退热,发表透疹,生津止渴,升阳止泻。花[葛花(《名医别录》)],甘,凉;解酒醒脾,止血;藤茎[葛蔓(《新修本草》)],甘,寒;清热解毒,消肿。

【形态特征】

粗壮藤本,长可达8m,全体被黄色长硬毛,茎基部木化,有粗厚的块状根。羽状复叶互生,具3小叶;小叶3裂,顶生小叶宽卵形或斜卵形,长7~15cm,宽5~12cm,侧生小叶斜卵形,稍小。总状花序,花萼钟状,长8~10mm,花冠紫色,长10~12mm,旗瓣倒卵形,基部有2耳及1附属物;二体雄蕊;子房上位。荚果长椭圆形,长5~9cm,宽8~11mm,扁平,被长硬毛。花期9~10月,果期11~12月。

087 紫苏

【来源】唇形科植物紫苏的干燥叶(或带嫩枝)。

【原植物】紫苏 *Perilla frutescens* (L.) Britt.。

【常用别名】苏、荏、白苏、荏子。

【性味功效】辛,温。解表散寒,行气和胃。

【药典与标准】《中华人民共和国药典》(2020年版一部),354页。国家卫生部2002年首批公布的87种药食同源中药之一。

【药材性状】

本品叶片多皱缩卷曲、破碎,完整者展平后呈卵圆形,长4~11cm,宽2.5~9cm。先端长尖或急尖,基部圆形或宽楔形,边缘具圆锯齿。两面紫色或上表面绿色,下表面紫色,疏生灰白色毛,下表面有多数凹点状的腺鳞。叶柄长2~7cm,紫色或紫绿色。质脆。带嫩枝者,枝的直径2~5mm,紫绿色,断面中部有髓。气清香,味微辛。

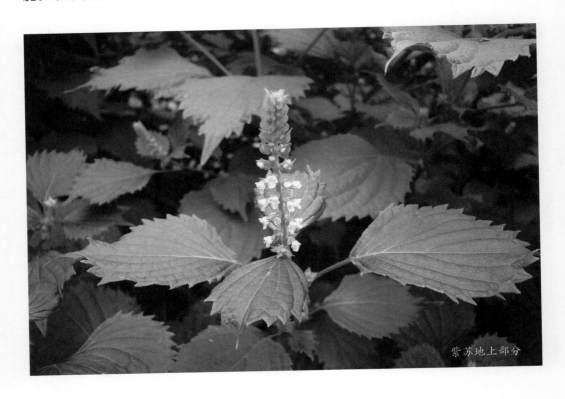

紫苏地上部分

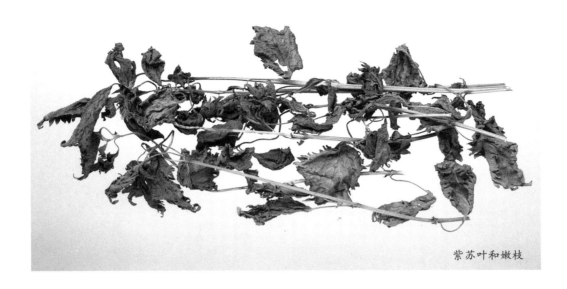

紫苏叶和嫩枝

【餐饮举例】

　　紫苏炒田螺、紫苏鸭、紫苏青瓜、紫苏蒸排骨、二十四味凉茶等。

【文献记载】

　　《中国植物志》第六十六卷，282~287页。以紫苏（通称）为正名收载。别名苏、荏、白苏（《名医别录》《植物名实图考》）、荏子（甘肃、河北）、白紫苏等。全国各地广泛栽培，供药用和香料用。本种变异极大，我国古书上称叶全绿的为白苏，叶两面紫色或面绿背紫的为紫苏。近代分类学者E.D.Merrill认为二者同属一种植物，这些变异是因栽培而引起变异的。二者的差别细微，故合并为一种。

　　《中华本草》第7册，第十九卷，115~124页。紫苏，叶或带叶小软枝入药，辛，温；散寒解表，宣肺化痰，行气和中，安胎，解鱼蟹毒。茎（紫苏梗），理气宽中，安胎，和血。果实（紫苏子），降气，消痰，平喘，润肠。根及近根的老茎（苏头），疏风散寒，降气祛痰，和中安胎。

【形态特征】

　　一年生草本，高30~200cm，香气特异。茎方形，紫或绿紫色。叶对生，有长柄；叶片皱，卵形至宽卵形，长7~13cm，宽4.5~10cm，边缘有粗锯齿，两面紫色，或仅下面紫色，两面疏生柔毛，下面有细腺点。轮伞花序排成总状；花萼钟形；花冠白色至紫红色，二唇形；雄蕊4，二强；子房4裂。小坚果近球形，直径约1.5mm。花期8~11月，果期8~12月。

088 紫苏籽

【来源】唇形科植物紫苏的干燥果实。

【原植物】紫苏 *Perilla frutescens* (L.) Britt.。

【常用别名】苏子、白苏子、荏子。

【性味功效】辛,温。降气化痰,止咳平喘,润肠通便。

【药典与标准】《中华人民共和国药典》(2020年版一部),353~354页。国家卫生部2002年首批公布的87种药食同源中药之一。

【药材性状】

　　本品呈卵圆形或类球形,直径约1.5mm。表面灰棕色或灰褐色,有微隆起的暗紫色网纹,基部稍尖,有灰白色点状果梗痕。果皮薄而脆,易压碎。种子黄白色,种皮膜质,子叶2,类白色,有油性。压碎有香气,味微辛。

【餐饮举例】

　　紫苏子粥、苏子汤圆等。

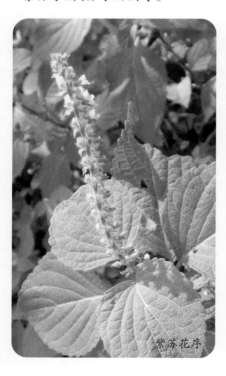
紫苏花序

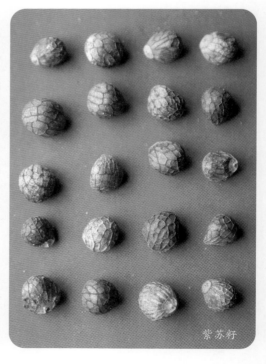
紫苏籽

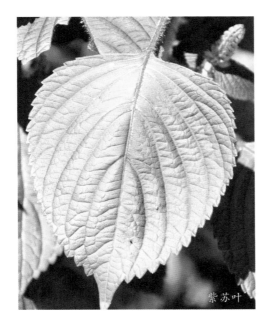
紫苏叶

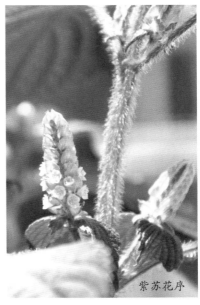
紫苏花序

【文献记载】

《中国高等植物图鉴》第三卷,683页。紫苏,别名白苏。一年生草本,茎高30~200cm,被长柔毛。叶片宽卵形或圆卵形,长7~13cm,上面被疏柔毛,下面脉上被贴生柔毛;叶柄长3~5cm,密被长柔毛。轮伞花序2花,组成顶生和腋生、偏向于一侧、密被长柔毛的假总状花序,每花有一苞片;花萼钟状,下部被长柔毛,有黄色腺点,果时增大,基部一边肿胀,上唇宽大,3齿,下唇2齿披针形,内面喉部具疏柔毛;花冠紫红色或粉红色至白色,长3~4mm,上唇微缺,下唇3裂。小坚果近球形。全国各地栽培。为药用和香料植物。种子油可食用。

《中华本草》第7册,第十九卷,122~124页。以紫苏子(《药性论》)之名收载。别名苏子(《本草经集注》)、黑苏子(《饮片新参》)、任子(河北、甘肃)等。果实入药,味辛,性温。降气,消痰,平喘,润肠。用于咳喘痰多之证,能降上逆之肺气,消壅滞之痰涎。故用于治咳嗽气喘,痰多难喀,胸膈满闷,甚则不能平卧之证颇宜,可与前胡、半夏、陈皮、厚朴等同用,如《局方》苏子降气汤。若老人脾虚不运,食滞夹痰,咳喘痰多,胸脘痞满,饮食不消者,常与白芥子、莱菔子配伍,以化湿消痰,如三子养清汤。用于肠燥便秘,紫苏子质润多油,又能降气,有助大肠传导之功,故肠燥便秘之证多用之,常配火麻仁、瓜蒌仁、杏仁等同用,以加强润肠通便之力。

【形态特征】

见紫苏一节。

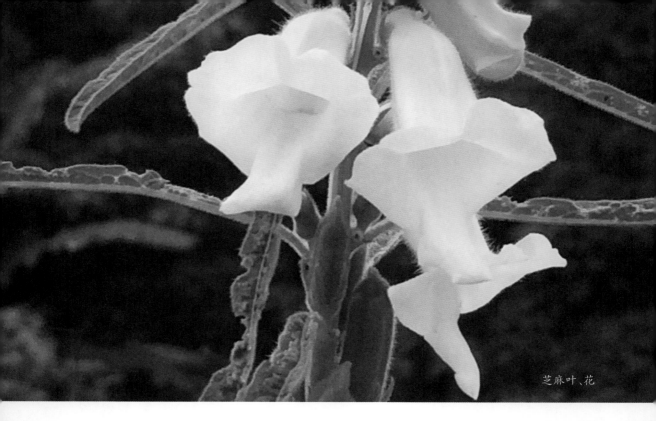

芝麻叶、花

089 黑芝麻

【来源】脂麻科植物脂麻的干燥成熟种子。

【原植物】脂麻 *Sesamum indicum* L.。

【常用别名】胡麻、油麻、脂麻。

【性味功效】甘,平。补肝肾,益精血,润肠燥。

【药典与标准】《中华人民共和国药典》(2020年版一部),359页。2002年国家卫生部公布的87种药食同源中药之一。

【药材性状】

本品呈扁卵圆形,长约3mm,宽约2mm。表面黑色,平滑或有网状皱纹。尖端有棕色点状种脐。种皮薄,子叶2,白色,富油性。气微,味甘,有油香气。

【餐饮举例】

黑芝麻糊、黑芝麻山药泥、黑芝麻核桃粥、黑芝麻蜜糕等。

【文献记载】

《中国植物志》第六十九卷,63~64页。芝麻原产印度,我国汉时引入,古称胡麻,但现在通称脂麻,即芝麻。本植物在我国栽培极广历史悠久。芝麻种子除供食用外,又可榨油,亦供药用,作为软膏基础剂、黏滑剂、解毒剂。种子有黑白二种之分,黑者称黑脂麻,白者称为白脂麻;黑脂麻为含有脂肪油类之缓和性滋养强壮剂,有滋润营养之功。

《中华本草》第7册,第二十卷,482~485页。以黑芝麻(《本草纲目》)为正名收载,别名胡麻(《本经》)、鸿藏(《别录》)、乌麻、乌麻子(《千金要方》)、油麻(《食疗本草》)、黑脂麻(《本草纲目》)。黑色种子入药,甘,平;补益肝肾,养血益精,润肠通便。

【形态特征】

一年生直立草本,高60~150cm。叶在茎下部对生,上部互生或近对生,矩圆形或卵形,长3~10cm,宽2.5~4cm,下部叶常掌状3裂,中部叶有齿缺,上部叶近全缘;叶柄长1~5cm。花单生或2~3朵同生于叶腋内;花萼小,5深裂;花冠长2.5~3cm,筒状,直径1~1.5cm,白色而常有紫红色或黄色的彩晕;二强雄蕊,生于花冠筒基部;子房上位。蒴果矩圆形,长2~3cm,直径6~12mm,有纵棱,直立,被毛,分裂至中部或至基部。种子卵圆形,扁平,黑色。花期夏末秋初。

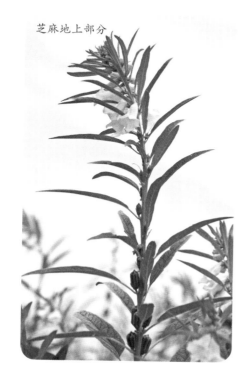
芝麻地上部分

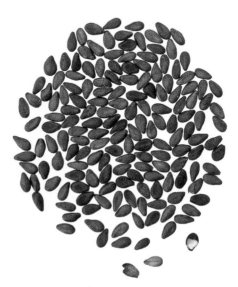
黑芝麻

090 黑胡椒

【来源】胡椒科植物胡椒的干燥近成熟或成熟果实。

【原植物】胡椒 *Piper nigrum* L.。

【性味功效】辛,热。温中散寒,下气,消痰。

【药典与标准】《中华人民共和国药典》(2020年版一部),254页。《卫生部关于进一步规范保健食品原料的通知》卫法监发[2002]51号文件;2002年国家卫生部公布的87种药食同源中药之一。

【药材性状】

　　呈球形,直径3.5~5mm。表面黑褐色,具隆起网状皱纹,顶端有细小花柱残迹,基部有自果轴脱落的疤痕。质硬,外果皮可剥离,内果皮灰白色或淡黄色。断面黄白色,粉性,中有小空隙。气芳香,味辛辣。

【附注】

　　秋末至次春果实呈暗绿色时采收,晒干,为黑胡椒;果实变红时采收,用水浸渍数日,擦去果肉,晒干,为白胡椒。

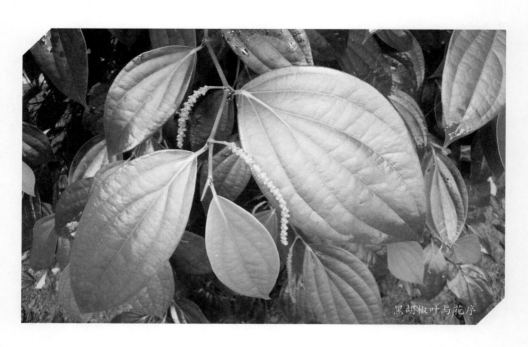

黑胡椒叶与花序

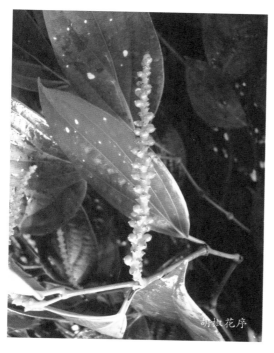

胡椒花序

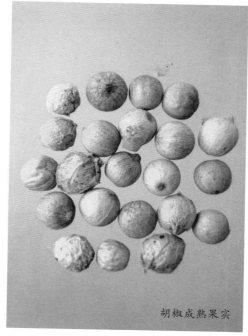

胡椒成熟果实

【餐饮举例】

黑椒牛柳、黑椒烤虾、胡椒浸生蚝等。

【文献记载】

《中国植物志》第二十卷,第一分册,24~25页。以胡椒(《唐本草》)为正名收载。我国台湾、福建、广东、广西及云南等省区均有栽培。原产东南亚,现广植于热带地区。果实主要含胡椒碱和少量的胡椒挥发油,用于调味,亦作胃寒药,能温胃散寒、健胃止吐,服少量能增进食欲,过量则刺激胃黏膜引起充血性炎症。

《中华本草》第3册,第八卷,439~443页。以胡椒(《新修本草》)为正名收载,别名浮椒(《世医得效方》)、玉椒(《通雅》)等。果实入药。辛,热;温中散寒,下气止痛。

【形态特征】

攀援状木质藤本。茎长数十米,节膨大。叶互生、近革质;叶柄长1~2cm,叶鞘延长,常为叶柄之半;叶片阔卵形,卵状长圆形或椭圆形,长10~15cm,宽5~9cm,基部圆,常稍偏斜;基出脉5~7条,全缘。花无被,杂性同株,排成与叶对生的穗状花序;苞片匙状长圆形,长3~3.5cm,中部宽约0.8mm,雄蕊2,子房上位,1室,1胚珠。浆果球形,直径3~4mm,熟时红色。花期6~10月,果期10月至次年4月。

091 蒲公英

【来源】菊科植物蒲公英、碱地蒲公英或同属数种植物的干燥全草。

【原植物】蒲公英 *Taraxacum mongolicum* Hand. –Mazz.、碱地蒲公英 *Taraxacum borealisinense* Kitam. 或同属数种植物。

【常用别名】黄花地丁、黄花郎、婆婆丁。

【性味功效】苦、甘，寒。清热解毒，消肿散结，利尿通淋。

【药典与标准】《中华人民共和国药典》(2020年版一部)，367~368页。2002年国家卫生部公布的87种药食同源中药之一。

【药材性状】

本品呈皱缩卷曲的团块。根呈圆锥状，多弯曲，长3~7cm；表面棕褐色，抽皱；根头部有棕褐色或黄白色的茸毛，有的已脱落。叶基生，多皱缩破碎，完整叶片呈倒披针形，绿褐色或暗灰绿色，先端尖或钝，边缘浅裂或羽状分裂，基部渐狭，下延呈柄状，下表面主脉明显。花茎1至数条，每条顶生头状花序，总苞片多层，内面一层较长，花冠黄褐色或淡黄白色。有的可见多数具白色冠毛的长椭圆形瘦果。气微，味微苦。

【餐饮举例】

二十四味凉茶、凉拌婆婆丁等。

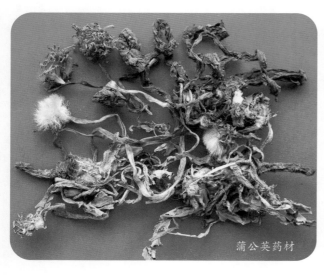
蒲公英药材

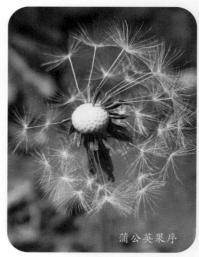
蒲公英果序

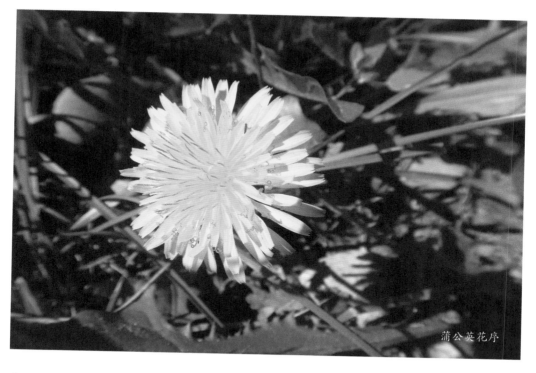

蒲公英花序

【文献记载】

《中国植物志》第八十卷，第二分册，32~35页。以蒲公英(《唐本草》)为正名收载，别名蒙古蒲公英、黄花地丁等。我国东北、华北、华东、西南、西北地区均有分布。广泛分布于中、低海拔地区的山坡草地、路边、田野及河滩。

《中华本草》第7册，第二十一卷，986~992页。蒲公英(《本草图经》)，别名仆公英(《千金翼方》)、黄花地丁(《本草纲目》)、黄花郎(《救荒本草》)、蒲公丁(《本草纲目》)、黄狗头(《植物名实图考》)、婆婆丁(《滇南本草》)。全草，苦、甘，寒；清热解毒，消痈散结。

【形态特征】

蒲公英：多年生草本，高10~25cm，含乳汁，全株被毛。根单一，表面黄棕色。叶基生，叶片倒披针形或匙形，长4~20cm，宽1~5cm，羽状深裂。花茎数个，头状花序单一，顶生，外层总苞片先端背部有小角；全为舌状花，两性，舌片黄色；聚药雄蕊；子房下位，柱头2裂。瘦果纺锤形，长4~5mm，具纵棱；冠毛白色。花期4~9月，果期5~10月。

碱地蒲公英(华蒲公英)与蒲公英的主要区别在于：外层总苞片先端背部无角状突起。

092 槐 米

【来源】豆科植物槐的干燥花蕾。(夏季花蕾形成时采收,及时干燥,除去枝、梗及杂质,习称"槐米"。)

【原植物】槐 *Sophora japonica* L.。

【常用别名】国槐、金药树、豆槐、槐花树、槐花木。

【性味功效】苦,微寒。凉血止血,清肝泻火。

【药典与标准】《中华人民共和国药典》(2020年版一部),370页。2002年国家卫生部公布的87种药食同源中药之一。

【药材性状】

呈卵形或椭圆形,长2~6mm,直径约2mm。花萼下部有数条纵纹。萼的上方为黄白色未开放的花瓣。花梗细小。体轻,手捻即碎。气微,味微苦涩。

【餐饮举例】

罗汉果五花茶、槐花鲫鱼汤、槐花蒸面、槐花饼。

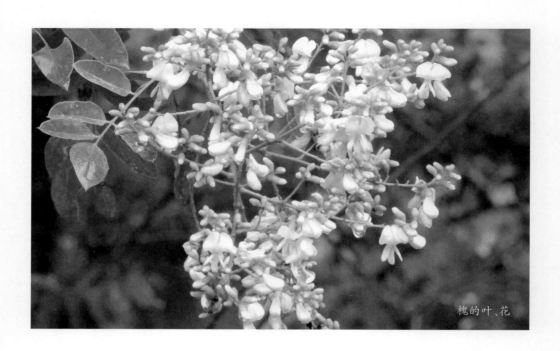

槐的叶、花

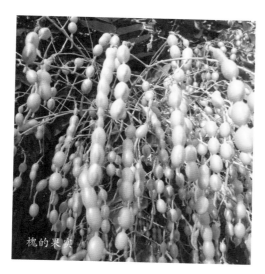
槐的果实

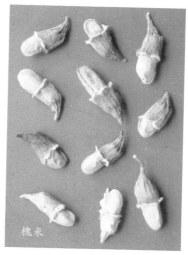
槐米

【文献记载】

《中国植物志》第四十卷，92～93页。以槐(《神农本草经》)为正名收载。原产中国，现南北各省区广泛栽培，华北和黄土高原地区尤为多见。树冠优美，花芳香，是行道树和优良的蜜源植物；花和荚果入药，有清凉收敛，止血降压作用；叶和根皮有清热解毒作用，可治疗疮毒。木材供建筑用。本种由于生境不同，或由于人工选育结果，形态多变，产生许多变种和变型。

《中华本草》第4册，第十一卷，643～651页。槐花(《日华子本草》)，别名槐蕊(《本草正》)。花及花蕾入药，苦，微寒；凉血止血，清肝明目。果实(槐角)，凉血止血，清肝明目。叶，清肝泻火，凉血解毒，燥湿杀虫。嫩枝，散瘀止血，清热燥湿，祛风杀虫。树皮(槐白皮)，祛风除湿，敛疮生肌，消肿解毒。树脂(槐胶)，平肝，息风，化痰。根：散瘀消肿，杀虫。

【形态特征】

落叶乔木，高15～25m。树皮灰褐色，具纵裂纹，当年生枝绿色。羽状复叶互生，叶柄基部膨大；托叶形状多变，早落；小叶片9～15；小叶片卵状披针形或卵状长圆形，长2.5～6cm，宽1.5～3cm，先端渐尖，具小尖头，基部宽楔形或近圆形，稍偏斜，上面深绿色，下面苍白色，全缘。托叶早落，小托叶宿存。圆锥花序顶生，常呈金字塔形，长达30cm；花梗比花萼短；花萼浅钟形，长约4mm，萼齿5；花冠蝶形，白色或淡黄色，旗瓣近圆形，长和宽约11mm，有紫色脉纹；雄蕊10；子房上位。荚果串珠状，长2.5～5cm，具肉质果皮，成熟后不开裂。种子1～6粒，卵球形，淡黄绿色，干后黑褐色。花期7～8月，果期8～10月。

093 槐 花

【来源】豆科植物槐的干燥花。(夏季花开放时采收,及时干燥,除去枝、梗及杂质,习称"槐花"。)

【原植物】槐 *Sophora japonica* L.。

【常用别名】国槐、金药树、豆槐、槐花树、槐花木。

【性味功效】苦,微寒。凉血止血,清肝泻火。

【药典与标准】《中华人民共和国药典》(2020年版一部),370页。2002年国家卫生部公布的87种药食同源中药之一。

【药材性状】

皱缩而卷曲,花瓣多散落。完整者花萼钟状,黄绿色,先端5浅裂;花瓣5,黄色或黄白色,1片较大,近圆形,先端微凹,其余4片长圆形。雄蕊10,其中9个基部连合,花丝细长。雌蕊圆柱形,弯曲。体轻。气微,味微苦。

【餐饮举例】

罗汉果五花茶、槐花鲫鱼汤、槐花蒸面、槐花饼。

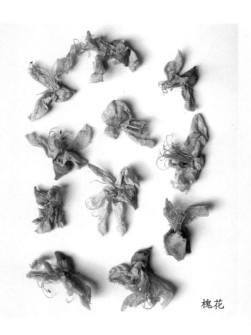

槐花

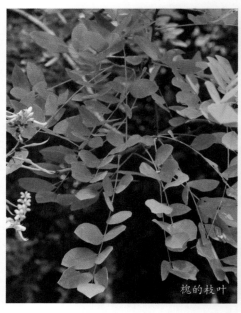

槐的枝叶

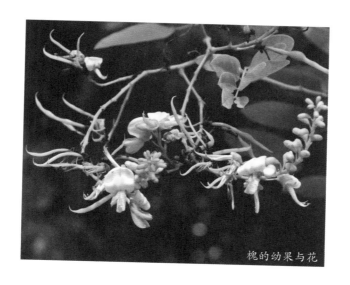

槐的幼果与花

【文献记载】

《中国高等植物图鉴》第二卷,356页。以槐为正名收载。别名槐花树、紫槐、白槐、槐角子。乔木,高15~25m。羽状复叶长15~25cm;叶轴有毛,基部膨大;小叶片9~15;卵状矩圆形,长2.5~7.5cm,宽1.5~3cm,先端渐尖而具细突尖,基部宽楔形,稍偏斜,下面苍白色,疏生段柔毛。圆锥花序顶生;萼钟形,具5小齿,疏被毛;花冠乳白色,旗瓣阔心形,具短爪,有紫脉;雄蕊10,不等长。荚果肉质,串珠状,长2.5~5cm,无毛,不裂;种子1~6粒,肾形。

我国南北各地普遍栽培,尤以黄土高原及华北高原最为常见。可作行道树,并为优良的蜜源植物。槐花花蕾可食,含芳香油,又为清凉性收敛止血药;槐实亦能止血,降压;根皮、枝叶药用,治疮毒。种子含油约11%;木材供建筑。

《中华本草》第4册,第十一卷,643~651页。槐花(《日华子本草》),别名槐蕊(《本草正》)。花及花蕾入药:苦,微寒;凉血止血,清肝明目。【炮制】项下记:槐花(《品汇精要》)"去枝梗"。现行,取原药材,除去硬梗及杂质。炒槐花(《小儿卫生总微论方》)"炒黄为末"。现行,取净槐花置于锅内,用文火炒至微黄色,取出放凉。槐花炭(《苏沈良方》)"炒黄黑色"。现行,取净槐花置于锅内,用中火炒至焦褐色,内呈老黄色时,喷淋清水少许,取出,凉透。蜜槐花,取炼蜜用适量开水稀释后,加入净槐花搅匀,闷透,用文火炒至蜜干,不粘手为度,取出放凉。醋槐花,取净槐花,用醋拌匀,稍润,再置锅内,用文火炒至微变色时,取出放凉。

【形态特征】

见槐米一节。

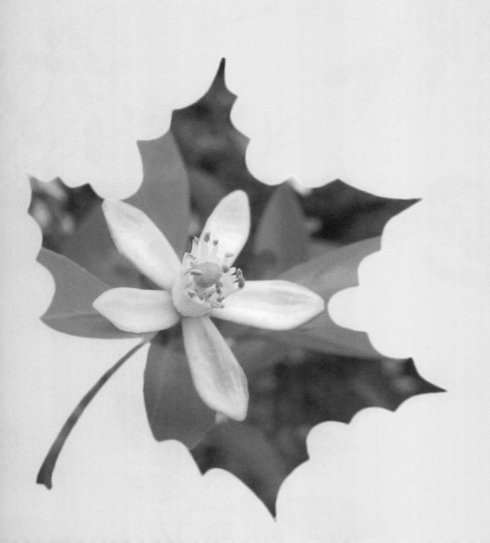

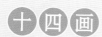

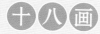

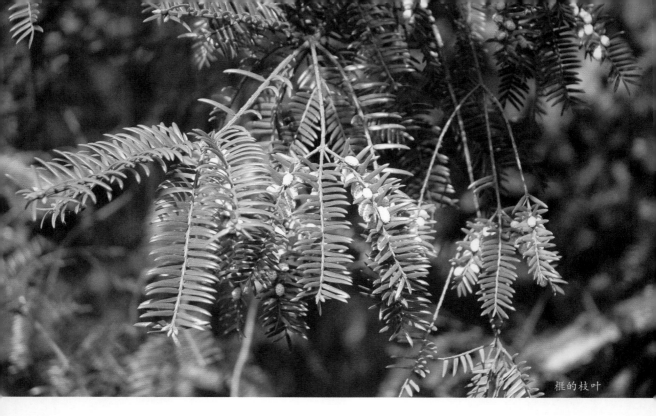

榧的枝叶

094 榧 子

【来源】红豆杉科植物榧的干燥成熟种子。

【原植物】榧 *Torreya grandis* Fort.。

【常用别名】香榧、小果榧、药榧。

【性味功效】甘，平。杀虫消积，润肺止咳，润燥通便。

【药典与标准】《中华人民共和国药典》(2020年版一部)，380~381页。2002年国家卫生部公布的87种药食同源名单的中药之一。

【药材性状】

本品呈卵圆形或长卵圆形，长2~3.5cm，直径1.3~2cm。表面灰黄色或淡黄棕色，有纵皱纹，一端钝圆，可见椭圆形的种脐，另端稍尖。种皮质硬，厚约1mm。种仁表面皱缩，外胚乳灰褐色，膜质；内胚乳黄白色，肥大，富油性。气微，味微甜而涩。

【餐饮举例】

冰糖奶油炒榧仁、榧子鹌鹑瘦肉汤等。

【文献记载】

《中国植物志》第七卷,458~459页。榧为我国特有树种,产江苏南部、浙江、福建北部、江西北部、安徽南部,西至湖南西南部及贵州松桃等地,生于海拔1400m以下,温暖多雨,黄壤、红壤、黄褐土地区。边材白色,心材黄色,纹理直,结构细,硬度适中,有弹性,有香气,不开裂,耐水湿。为建筑、造船、家具等的优良木材;种子为著名的干果——香榧,亦可榨取食用油;其假种皮可提炼芳香油(香榧壳油)。

《中华本草》第2册,第四卷,346~302页。以榧子(《新修本草》)为正名收载。别名榧实(《名医别录》)、玉榧(《日用本草》)、香榧(《现代实用中药》)等。种子,甘、涩,平。杀虫,消积,润燥。根皮、叶,祛风除湿。花:利水,杀虫。

【形态特征】

乔木,高可达25m。树皮浅黄灰色、深灰色或灰褐色,不规则纵裂;一年生枝绿色,二、三年生枝黄绿色、淡褐黄色或暗绿黄色,稀淡褐色。叶条形,排成两列,通常直,长1.1~2.5cm,宽2.5~3.5mm,先端凸尖,上面光绿色,无隆起的中脉,下面淡绿色,气孔带常与中脉带等宽,绿色边带与气孔带等宽或稍宽。雄球花圆柱状,长约8mm,雄蕊多数,各有4个花药。种子椭圆形、卵圆形、倒卵圆形或长椭圆形,长2~4.5cm,直径1.5~2.5cm,熟时假种皮淡紫褐色,有白粉,顶端微凸,基部具宿存苞片。花期4月,种子翌年10月成熟。

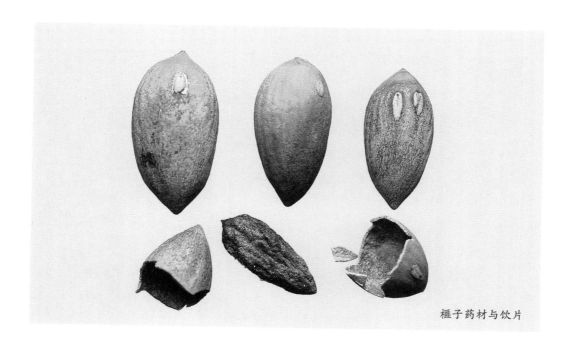

榧子药材与饮片

095 酸枣仁

【来源】鼠李科植物酸枣的干燥成熟种子。

【原植物】酸枣 *Ziziphus jujuba* Mill. var. *spinosa* (Bunge) Hu ex H.F.Chow。

【性味功效】甘、酸，平。养心补肝，宁心安神，敛汗，生津。

【药典与标准】《中华人民共和国药典》（2020年版一部），382~384页。2002年国家卫生部公布的87种药食同源名单的中药之一。

【药材性状】

　　本品呈扁圆形或扁椭圆形，长5~9mm，宽5~7mm，厚约3mm。表面紫红色或紫褐色，平滑有光泽，有的有裂纹。有的两面均呈圆隆状突起；有的一面较平坦，中间有1条隆起的纵线纹；另一面稍突起。一端凹陷，可见线形种脐；另端有细小突起的合点。种皮较脆，胚乳白色，子叶2，浅黄色，富油性。气微，味淡。

【餐饮举例】

　　酸枣仁百合粥、酸枣仁莲子粥、龙眼肉酸枣仁桑椹饮等。

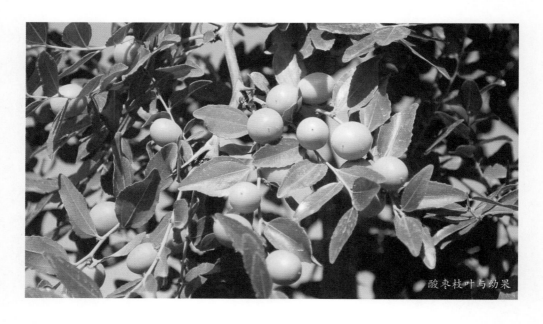

酸枣枝叶与幼果

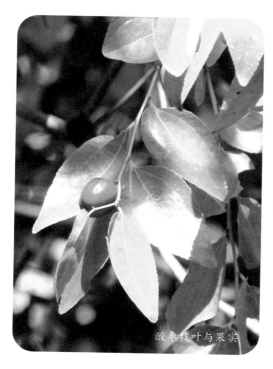

酸枣枝叶与果实

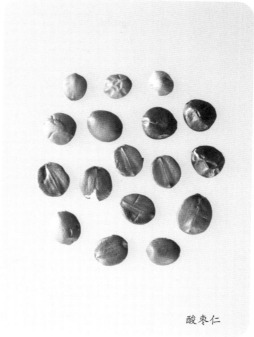

酸枣仁

【文献记载】

　　《中国植物志》第四十八卷,第一分册,135~136页。作为枣(《诗经》)的变种之一,以酸枣(《神农本草经》)为正名收载。产辽宁、内蒙古、河北、山东、山西、河南、陕西、甘肃、宁夏、新疆、江苏、安徽等。常生于向阳、干燥山坡、丘陵、岗地或平原。种子入药,有镇静安神之功效;果实肉薄,但含丰富的维生素C,生食或制作果酱;花芳香多蜜腺,为华北地区的重要蜜源植物之一;枝具锐刺,常用作绿篱。

　　《中华本草》第5册,第十三卷,261~268页。酸枣仁(《雷公炮炙论》),种子,味甘,性平;宁心安神,养肝,敛汗。果肉,止血止泻。花,敛疮,明目。叶,敛疮解毒。棘刺,清热解毒,消肿止痛。树皮,敛疮生肌,解毒止血。根,安神。根皮,止血,涩精,收湿敛疮。

【形态特征】

　　落叶灌木,高1~2m。老枝光滑,灰褐色,分枝基部处具刺1对,一枚针状直立,长1~2cm,另一枚向下弯曲,长约0.5cm。单叶互生;托叶针状;叶片椭圆形至卵状披针形,长2~3.5cm,宽0.6~1.2cm,边缘有细锯齿。花小,5基数;花瓣黄绿色;花盘明显,10浅裂;子房埋于花盘中。核果近球形,直径0.7~1.2cm,核两端钝,熟时暗红褐色,果肉薄,味酸。花期6~7月,果期8~9月。

鲜白茅根

【来源】禾本科植物白茅的新鲜根茎。

【原植物】白茅 *Imperata cylindrica* Beauv. var. *major*（Nees）C. E. Hubb.。

【性味功效】甘,寒。凉血止血,清热利尿。

【药典与标准】《中华人民共和国药典》(2020年版一部),111页。《卫生部关于进一步规范保健食品原料的通知》卫法监发[2002]51号文件;2002年国家卫生部公布的87种药食同源名单的中药之一。

【药材性状】

　　本品呈长圆柱形,长30~60cm,直径0.2~0.4cm。表面黄白色或淡黄色,微有光泽,具纵皱纹,节明显,稍突起,节间长短不等,通常长1.5~3cm。体轻,质略脆,断面皮部白色,多有裂隙,放射状排列,中柱淡黄色,易与皮部剥离。气微,味微甜。

【餐饮举例】

　　白茅根炖梨、白茅根瘦肉汤、茅根竹蔗水等。

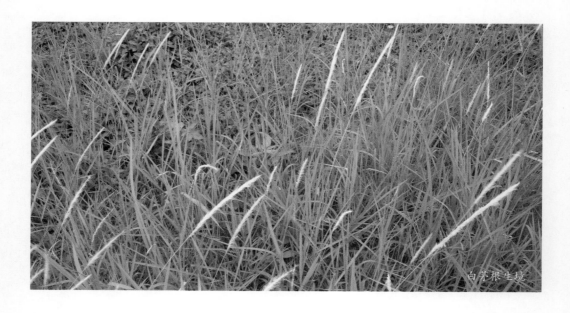

白茅根生境

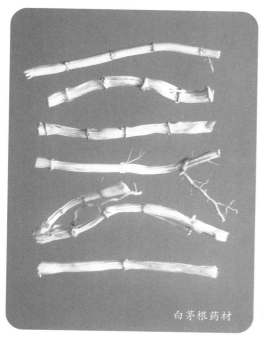

白茅根药材

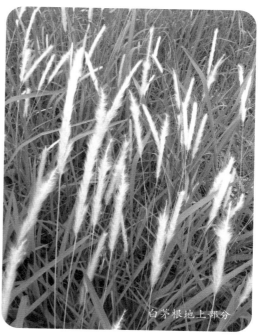

白茅根地上部分

【文献记载】

《广州植物志》829~830页。以白茅为正名收录,别名黄茅(广东)、茅草(台湾)。为草原和山坡上极常见的野草,根茎蔓延甚广,且生长力极强。根茎称茅根,味甜可食,为缓和、营养、利尿剂。

《中华本草》第8册,第二十三卷,357~361页。以白茅根(《本草经集注》)为正名收录,别名地菅、地筋(《名医别录》)、白毛菅(《本草经集注》)、白花茅根(《日华子本草》)、丝毛草根(《中药志》)等。根茎或花序入药,甘、寒;凉血止血,清热生津,利水通淋。

【形态特征】

多年生草本,高30~80cm。根状茎白色,匍匐横走,密生鳞片。秆丛生,直立。叶线形或线状披针形;根出叶长与植株近相等,茎生叶较短,宽3~8mm,叶鞘褐色,具短叶舌。圆锥花序紧缩呈穗状,顶生;小穗成对排列;花两性,每小穗具1花;雄蕊2;雌蕊1,柱头羽毛状。颖果椭圆形,成熟果序被白色长柔毛。花果期4~6月。

097 鲜芦根

【来源】禾本科植物芦苇的新鲜根茎。

【原植物】芦苇 *Phragmites communis* Trin.。

【性味功效】甘,寒。清热泻火,生津止渴,除烦,止呕,利尿。

【药典与标准】《中华人民共和国药典》(2020年版一部),171页。《卫生部关于进一步规范保健食品原料的通知》卫法监发[2002]51号文件;2002年国家卫生部公布的87种药食同源名单的中药之一。

【药材性状】

呈长圆柱形,有的略扁,长短不一,直径1~2cm。表面黄白色,有光泽,外皮疏松可剥离,节呈环状,有残根和芽痕。体轻,质韧,不易折断。切断面黄白色,中空,壁厚1~2mm,有小孔排列成环。气微,味甘。

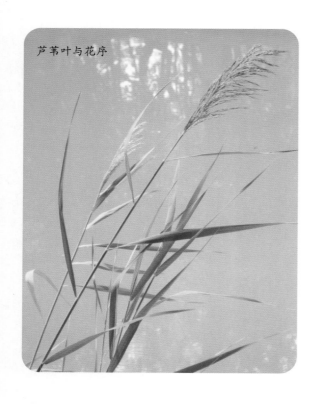

芦苇叶与花序

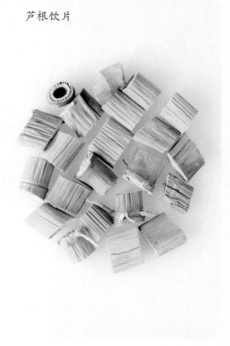

芦根饮片

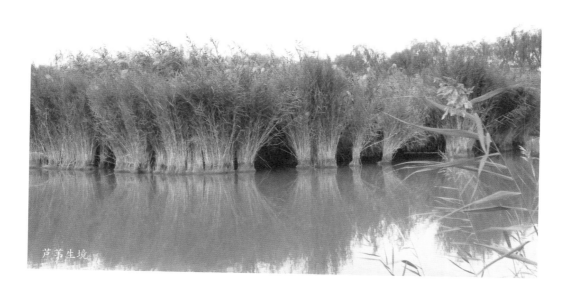

芦苇生境

【餐饮举例】

芦根绿豆汤、芦根麦冬饮、芦根马蹄粥、芦根莲子粥等。

【文献记载】

《中国植物志》第九卷，第二分册，27~28页。芦苇(《台湾植物名录》)为正名收载，别名芦、苇、葭(《名医别录》)等。产全国各地。生于江河湖泽、池塘沟渠沿岸和低湿地。为全球广泛分布的多型种。除森林生境不生长外，各种有水源的空旷地带，常以其迅速扩展的繁殖能力，形成连片的芦苇群落。秆为造纸原料或作编席织帘及建棚材料，茎、叶嫩时为饲料；根状茎供药用，为固堤造陆先锋环保植物。

《中华本草》第8册，第二十三卷，390~395页。芦根(《名医别录》)，别名苇根(《温病条辨》)、芦菇根(《草木便方》)、水蒴薳(《岭南采药录》)等。根茎入药，味甘，性寒；清热生津，除烦止呕，利水透疹。

【形态特征】

多年生高大草本，高1~3m。地下茎粗壮，横走，节间中空，节上有芽。茎直立，中空。叶二列，互生；叶鞘圆筒状；叶舌有毛；叶片扁平，长15~45cm，宽1~3.5cm，边缘粗糙。穗状花序排列成大型的圆锥花序，顶生；小穗通常有花4~7。颖果椭圆形至长圆形。花果期7~10月。

098 薤 白

【来源】百合科植物小根蒜或薤的干燥鳞茎。

【原植物】小根蒜 *Allium macrostemon* Bge. 或薤 *Allium chinese* G. Don。

【常用别名】小根蒜、团葱、薤白头。

【性味功效】辛、苦，温。通阳散结，行气导滞。

【药典与标准】《中华人民共和国药典》（2020年版一部），392~393页。2002年国家卫生部公布的87种药食同源名单的中药之一。

【药材性状】

  小根蒜 呈不规则卵圆形，高0.5~1.5cm，直径0.5~1.8cm。表面黄白色或淡黄棕色，皱缩，半透明，有类白色膜质鳞片包被，底部有突起的鳞茎盘。质硬，角质样。有蒜臭，味微辣。

  薤 呈略扁的长卵形，高1~3cm，直径0.3~1.2cm。表面淡黄棕色或棕褐色，具浅纵皱纹。质较软，断面可见鳞叶2~3层。嚼之粘牙。

【餐饮举例】

  薤白猪肚汤、糖醋薤白小咸菜、薤白炒腊肉等。

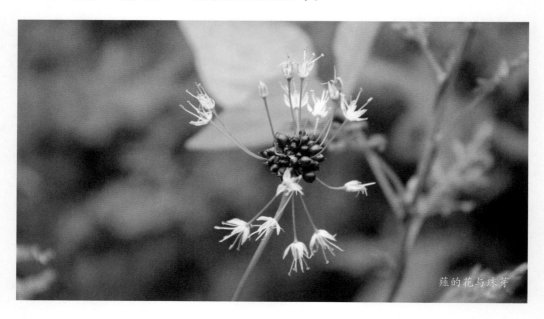

薤的花与珠芽

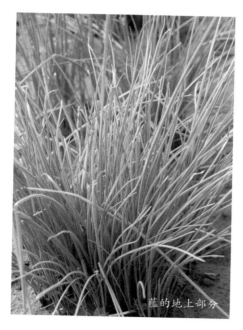

薤的地上部分

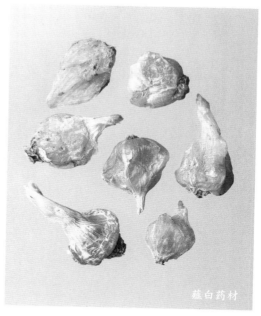

薤白药材

【文献记载】

《中国植物志》第十四卷,265~266页。以薤白为正名收载,别名小根蒜、密花小根蒜、团葱。除新疆、青海外,全国各省区均产。生于海拔1500m以下的山坡、丘陵、山谷或草地上,极少数地区(云南和西藏)在海拔3000m的山坡上也有。鳞茎作药用,也可作蔬菜食用,在少数地区已有栽培。

《中华本草》第8册,第二十二卷,30~35页。作为薤白(《本草图经》)来源之一收载,别名薤根(《肘后方》)、薤白头(《药材学》)。鳞茎入药,味辛、苦,性温;理气宽胸,通阳散结。

在APG Ⅳ系统中置于石蒜科 *Amaryllidaceae*。

【形态特征】

多年生草本,具有辛辣的特殊气味。鳞茎近球状,粗0.7~2cm,基部常具小鳞茎;外皮带黑色,纸质或膜质,不破裂,叶基生,3~5枚,半圆柱状,中空,上面具沟槽,比花葶短。花葶圆柱状,高30~70cm;总苞2裂,比花序短;伞形花序半球状至球状,具多而密集的花,或间具珠芽;小花梗近等长,比花被片长3~5倍;珠芽暗紫色,基部亦具小苞片;花两性,淡紫色或淡红色;花被片6,排成2轮,长4~5.5mm;雄蕊6,排成2轮,花丝在基部合生并与花被片贴生;子房上位,近球状,腹缝线基部具凹陷的蜜穴;花柱伸出花被外。蒴果室背开裂,种子黑色。花果期5~7月。

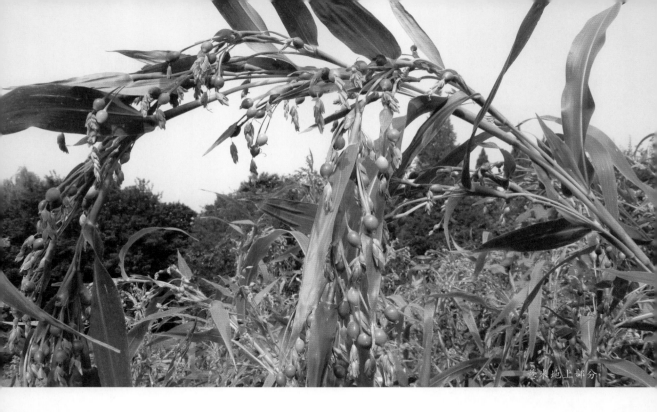

099 薏苡仁

【来源】禾本科植物薏米的干燥成熟种仁。

【原植物】薏米 *Coix lacryma-jobi* L. var. *mayuen* (Roman.) Stapf。

【常用别名】薏米、苡米、回回米。

【性味功效】甘、淡,凉。利水渗湿,健脾止泻,除痹,排脓,解毒散结。

【药典与标准】《中华人民共和国药典》(2020年版一部),393~394页。2002年国家卫生部公布的87种药食同源名单的中药之一。

【药材性状】

　　本品呈宽卵形或长椭圆形,长4~8mm,宽3~6mm。表面乳白色,光滑,偶有残存的黄褐色种皮;一端钝圆,另端较宽而微凹,有1淡棕色点状种脐;背面圆凸,腹面有1条较宽而深的纵沟。质坚实,断面白色,粉性。气微,味微甜。

【餐饮举例】

　　莲子薏米粥、红枣薏米粥、丝瓜薏米鳝鱼汤等。

【文献记载】

《中国植物志》第十卷,第二分册,290~294页。以薏米(《药品化义》)为正名收载,别名苡米(《本草求原》)、六谷米、绿谷(云南地方名)、回回米(《救荒本草》)等。我国东南部常见栽培或逸生。产辽宁、河北、河南、陕西、江苏、安徽、浙江、江西、湖北、福建、台湾、广东、广西、四川、云南等省区。生于温暖潮湿的十边地和山谷溪沟,海拔2000m以下较普遍。颖果又称苡仁,味甘淡微甜,营养丰富。其米仁入药有健脾、利尿、清热、镇咳之效。叶与根均可作药用。秆与叶为家畜的优良饲料。

《中华本草》第8册,第二十三卷,329~334页。薏苡仁(《神农本草经》),种仁入药,味甘、淡,性微寒;利湿健脾,舒筋除痹,清热排脓。根,味苦、甘,性微寒;清热通淋,利湿杀虫。

【形态特征】

多年生草本,高1~1.5m。秆直立。叶互生,长披针形,长达40cm,宽1.5~3cm,基部鞘状抱茎。总状花序腋生;小穗单性;雄小穗常2~3,生于花序上部,仅1枚无柄小穗可育,雄蕊3;雌小穗常2~3,生于花序下部,仅1枚发育成熟。果实成熟时,总苞坚硬而光滑,内含1颖果。花果期7~12月。

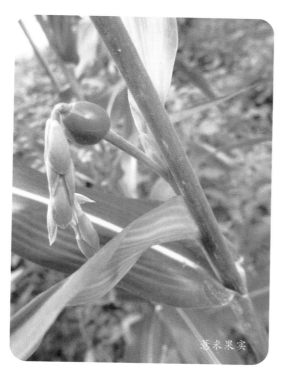

薏米果实

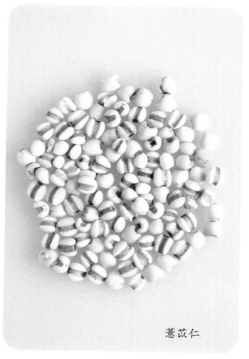

薏苡仁

100 薄 荷

【来源】唇形科植物薄荷的地上部分。

【原植物】薄荷 *Mentha haplocalyx* Briq.。

【性味功效】辛,凉。疏散风热,清利头目,利咽,透疹,疏肝行气。

【药典与标准】《中华人民共和国药典》(2020年版一部),394~395页。2002
年国家卫生部公布的87种药食同源名单的中药之一。

【药材性状】

　　本品茎呈方柱形,有对生分枝,长15~40cm,直径0.2~0.4cm;表面紫棕色或淡绿
色,棱角处具茸毛,节间长2~5cm;质脆,断面白色,髓部中空。叶对生,有短柄;叶片皱
缩卷曲,完整者展平后呈宽披针形、长椭圆形或卵形,长2~7cm,宽1~3cm;上表面深绿
色,下表面灰绿色,稀被茸毛,有凹点状腺鳞。轮伞花序腋生,花萼钟状,先端5齿裂,
花冠淡紫色。揉搓后有特殊清凉香气,味辛凉。

【餐饮举例】

　　二十四味凉茶、薄荷润喉糖、薄荷茶、薄荷蛋糕、薄荷酒等。

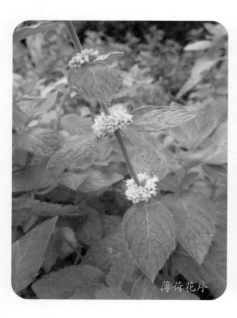
薄荷花序

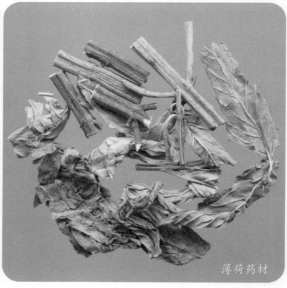
薄荷药材

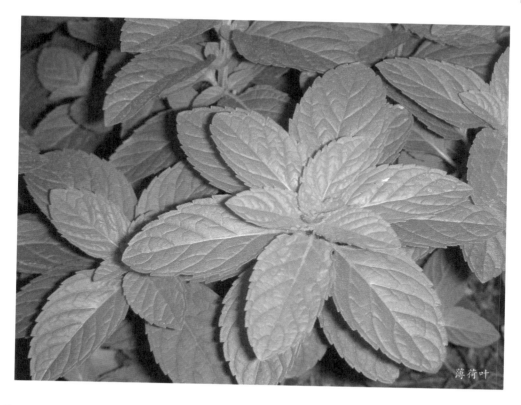

薄荷叶

【文献记载】

《中国植物志》第六十六卷,262~264页。以薄荷(《植物名实图考》)为正名收载。产南北各地;生于水旁潮湿地。栽培品种繁多。幼嫩茎尖可作菜食,全草又可入药,治感冒发热喉痛、头痛、目赤痛、皮肤风疹瘙痒、麻疹不透等症。亦常用作食品的矫味剂和作清凉食品饮料,有祛风、兴奋、发汗等功效。

《中华本草》第7册,第十九卷,79~84页。以薄荷(《雷公炮炙论》)为正名收载。别名番荷菜(《千金·食治》)、南薄荷(《本草衍义》)、猫儿薄荷(《履巉岩本草》)、野薄荷、升阳菜(《滇南本草》)、薄苛(《品汇精要》)、蔢荷(《本草蒙筌》)等。全草或叶入药,味辛,性凉;散风热,清头目,利咽喉,透疹,解郁。

【形态特征】

多年生芳香草本。茎方形,高30~60cm。单叶对生,长圆状披针形、披针形、椭圆形或卵状披针形,长3~7cm,宽0.8~3cm,边缘具细锯齿,两面有疏柔毛及黄色腺点。轮伞花序腋生,萼管状钟形,长2~3mm,外被柔毛及腺点,10脉,5齿;花冠淡紫色或白色,4裂,上裂片顶端2裂;雄蕊4,前对较长,伸出花冠外。小坚果长卵圆形,黄褐色。花期7~9月,果期10月。

101 橘皮（陈皮）

【来源】芸香科植物橘及其栽培变种的干燥外层果皮。

【原植物】橘 *Citrus reticulata* Blanco 及其栽培变种。

【常用别名】橘子皮。

【性味功效】辛、苦，温。理气健脾，燥湿化痰。

【药典与标准】陈皮见《中华人民共和国药典》（2020年版一部），199~200页；橘皮见《卫生部关于进一步规范保健食品原料的通知》卫法监发[2002]51号文件；2002年国家卫生部公布的87种药食同源中药之一，但各版药典中均未见到橘皮条目。《上海市中药饮片炮制规范》（1980年版）177页，记载"橘皮"其来源为芸香科植物橘 *Citrus reticulata* Blanco 的干燥成熟果皮。

《国家卫生计生委办公厅关于陈皮和石斛叶有关问题的复函》国卫办[2015]1003号文件明示：陈皮和橘皮实为同一物质，可作为普通食品原料。

【药材性状】

本品常剥成数瓣，基部相连，有的呈不规则的片状，厚1~4mm，外表面橙红色或红棕色，有细皱纹和凹下的点状油室；内表面浅黄白色，粗糙，附黄白色或黄棕色筋络状维管束。质稍硬而脆。气香，味辛、苦。

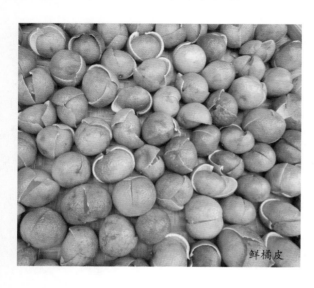

鲜橘皮

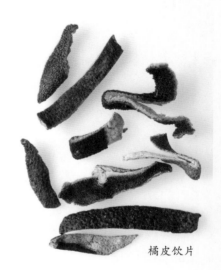

橘皮饮片

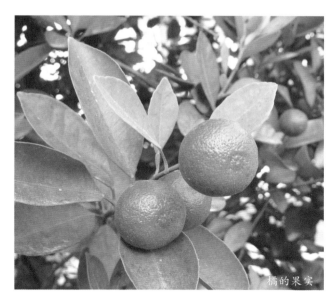

橘的果实

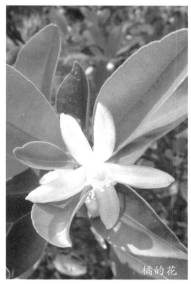

橘的花

【餐饮举例】

陈皮鸭、陈皮酒、陈皮虫草炖鸭等。

【文献记载】

《中国植物志》第四十三卷,第二分册,201~210页。以柑橘(通称)为正名收载。产秦岭南坡以南、伏牛山南坡诸水系及大别山区南部,向东南至台湾,南至海南岛,西南至西藏东南部海拔较低地区。广泛栽培,很少半野生。偏北部地区栽培的都属橘类,以红橘和朱橘为主。柑橘品种品系甚多且亲系来源繁杂,有来自自然杂交的,有属于自身变异,也有多倍体的。我国产的柑、橘,其品种品系之多,可称为世界之冠。

《中华本草》第4册,第十二卷,885~895页。以陈皮(《食疗本草》)为正名收载,别名橘皮(《神农本草经》)、橘子皮(《滇南本草》)、广橘皮(《得宜本草》)等。果皮,辛、苦,温;理气降逆,调中开胃,燥湿化痰。果实,润肺生津,理气和胃。干燥幼果或未成熟果实(青皮),苦、辛,微寒;疏肝破气,消积化滞。

【形态特征】

小乔木,分枝多,枝扩展或略下垂,刺较少。单身复叶互生,翼叶通常狭窄,或仅有痕迹,叶片披针形、椭圆形或阔卵形,大小变异较大,长4~11cm,宽1.5~4cm,顶端常有凹口,具半透明油腺点,叶缘至少上半段有裂齿,很少全缘。花单生或2~3朵簇生;花萼杯状,5~3浅裂;花瓣5,白色或带淡红色;雄蕊20~25,常3~5枚花丝连合;子房上位,中轴胎座。柑果近圆形或扁圆形,红色、朱红色、黄色或橙黄色;瓢囊7~14,易分离。花期4~5月,果期10~12月。

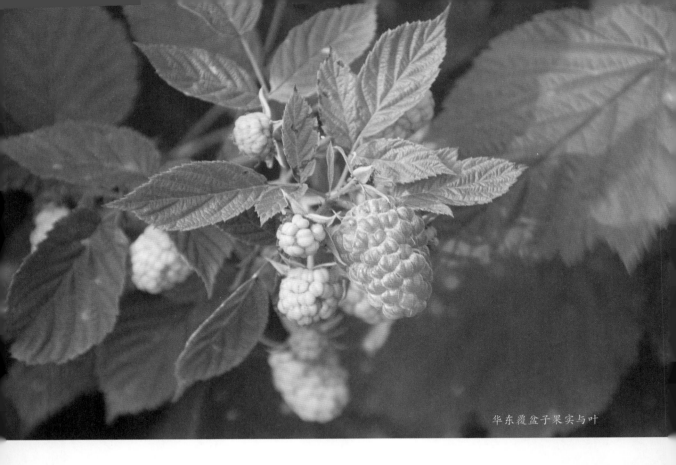

华东覆盆子果实与叶

102 覆盆子

【来源】蔷薇科植物华东覆盆子的干燥果实。

【原植物】华东覆盆子 *Rubus chingii* Hu。

【常用别名】掌叶覆盆子、华东覆盆子、牛奶果。

【性味功效】甘、酸,温。益肾固精缩尿,养肝明目。

【药典与标准】《中华人民共和国药典》(2020年版一部),399~400页。2002年国家卫生部公布的87种药食同源名单的中药之一。

【药材性状】

　　本品为聚合果,由多数小核果聚合而成,呈圆锥形或扁圆锥形,高0.6~1.3cm,宜径0.5~1.2cm。表面黄绿色或淡棕色,顶端钝圆,基部中心凹入。宿萼棕褐色,下有果梗痕。小果易剥落,每个小果呈半月形,背面密被灰白色茸毛,两侧有明显的网纹,腹部有突起的棱线。体轻,质硬。气微,味微酸涩。

【附注】

《中华人民共和国药典》(2020年版一部)载植物名为华东覆盆子,即为掌叶覆盆子,二者拉丁学名相同。

【餐饮举例】

覆盆子果酱、覆盆子果汁、覆盆子酒等。

【文献记载】

《中国植物志》第三十七卷,118~119页。以掌叶覆盆子收录。产江苏、安徽、浙江、江西、福建、广西。生低海拔至中海拔地区,在山坡、路边阳处或阴处灌木丛中常见。果大,味甜,可食、制糖及酿酒;又可入药,为强壮剂;根能止咳、活血、消肿。

《中华本草》第4册,第十卷,247~135页。以覆盆子(《名医别录》)为正名收载。果实,甘、酸、微温;补肝益肾,固精缩尿,明目。叶,清热解毒,明目,敛疮。根,祛风止痛,明目退翳,和胃止呕。

【形态特征】

落叶灌木,高1.5~3m。幼枝绿色,有白粉,生少数倒刺。单叶互生,叶柄长3~4.5cm,托叶线状披针形;叶片近圆形,直径4~9cm,掌状,深裂,稀3或7裂;中裂片菱状卵形,基部近心形,边缘有重锯齿;两面脉上有短柔毛,基生5出脉。花两性,单生于短枝顶端;花梗长2~4cm;花萼5,宿存,萼裂片两面被短柔毛;花瓣5,白色,直径2.5~4cm;雄蕊多数,花丝宽扁;雌蕊多数,着生于凸起的花托上。聚合果球形,多汁液,直径1.5~2cm;红色,下垂;小核果密生灰白色柔毛。花期3~4月,果期5~6月。

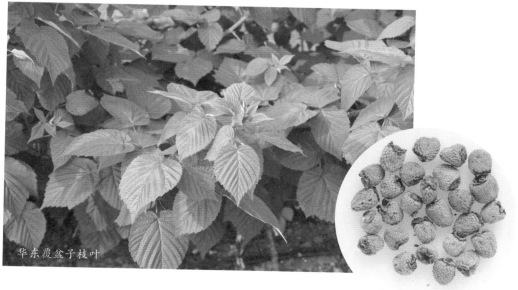

华东覆盆子枝叶

覆盆子药材

103 藿 香

【来源】唇形科植物藿香的干燥地上部分。

【原植物】藿香 *Agastache rugosa* (Fisch. & C. A. Mey.) Kuntze。

【常用别名】山茴香、土藿香。

【性味功效】辛,微温。祛暑解表,化湿和胃。

【药典与标准】《中华人民共和国药典》(1977年版一部),666~667页。国家卫生部2002年首批公布的87种药食同源中药之一。

【药材性状】

　　本品茎呈方柱形,常有对生的分枝,四面平坦或凹入成宽沟;长30~90cm,直径0.2~1cm,表面绿色或黄绿色;质脆,易折断,断面白色,髓部中空。叶对生,叶片较薄,多皱缩,破碎,完整者平展后呈卵形或长卵形,长2~8cm,宽1~5cm,上表面深绿色,下表面浅绿色;先端尖或短渐尖,基部圆形或心形,边缘有钝锯齿;叶柄长1~4cm。穗状花序顶生。切段者长1~2cm,气香而特异,味淡,微凉。

【餐饮举例】

　　藿香姜枣饮、藿香粥、油炸藿香素丸子等。

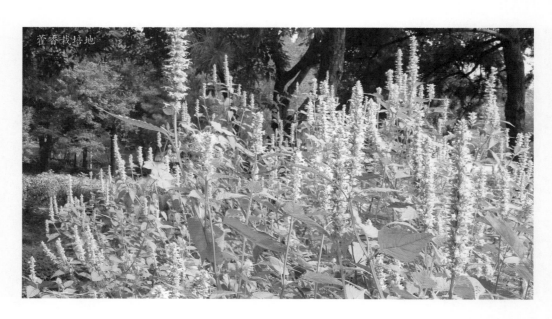
藿香栽培地

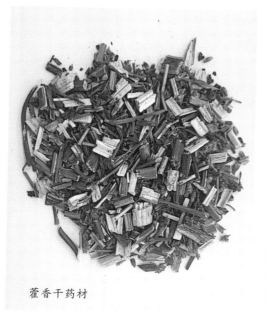

藿香干药材

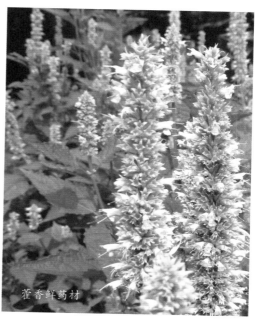

藿香鲜药材

【文献记载】

《中国植物志》第六十五卷,第二分册,259~260页。以藿香(《嘉祐本草》)为正名收载。别名合香、藿香(陕西洋县)、山茴香、香蒿(河北)、土藿香(江苏、重庆)、兜娄婆香(《中国药用植物志》)等。各地广泛分布,常见栽培,供药用。全草入药,有止呕吐、治霍乱腹痛,驱逐肠胃充气,清暑等效果;叶和茎均富含挥发性芳香油,有浓郁的香气,为芳香油原料。

《中华本草》第7册,第十九卷,3~5页。藿香(《本草乘雅半偈》),别名土藿香(《滇南本草》)、青茎薄荷(《广西本草选编》)、排香草(《青岛中草药手册》)、大叶薄荷(《浙江药用植物志》)、绿薄荷(《福建药物志》)、川藿香、苏藿香、野藿香(《中药志》)等。地上部分入药,味辛,性微温;祛暑解表,化湿和胃。

【形态特征】

多年生草本。高0.5~1.5m。茎四棱形,粗达7~8mm。叶对生,心状卵形至长圆状披针形,长4.5~11cm,宽3~6.5cm,向上渐小,边缘具粗齿,叶背有微柔毛及点状腺体;叶柄长1.5~3.5cm。轮伞花序组成密集的穗状花序,长2.5~12cm。花萼管状倒圆锥形,长约6mm,喉部微斜,萼齿5;花冠淡紫蓝色,长约8mm,冠檐二唇形,上唇直伸,下唇3裂;二强雄蕊,伸出花冠;花盘厚环状。子房上位。小坚果卵状长圆形,长约1.8mm。花期6~9月,果期9~11月。

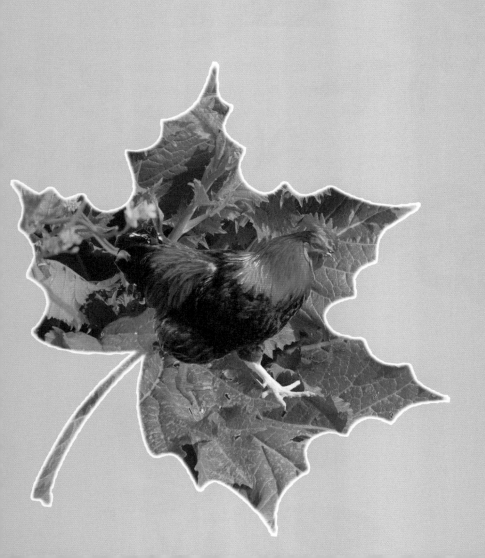

动物类中药

104 乌梢蛇

【来源】游蛇科动物乌梢蛇的干燥体。

【原动物】乌梢蛇 *Zaocys dhumnades*（Cantor）。

【常用别名】乌蛇、青蛇、剑脊蛇。

【性味功效】甘,平。祛风,通络,止痉。

【药典与标准】《中华人民共和国药典》(2020年),80~81页。2002年国家卫生部公布的87种药食同源中药之一。

【品种考证】

　　乌梢蛇原名乌蛇,始载于(《药性论》)。《开宝本草》云:"乌蛇,背有三棱,色黑如漆。性善,不噬物。"《本草衍义》谓:"乌蛇,尾细长,能穿小铜钱一百文者佳。"又云:"乌蛇脊高,世谓之剑脊乌梢。"由此可见,古之乌蛇与现今之乌梢蛇一致。

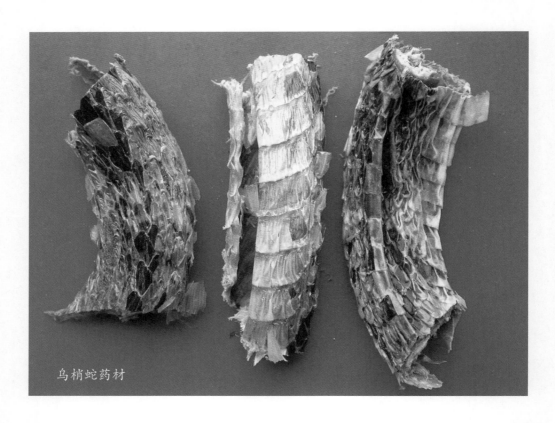

乌梢蛇药材

【采收加工】

多于夏、秋二季捕捉,剖开腹部或先剥皮留头尾,除去内脏,盘成圆盘状,干燥。

【药材性状】

本品呈圆盘状,盘径约16cm。表面黑褐色或绿黑色,密被菱形鳞片;背鳞行数成双,背中央2~4行鳞片强烈起棱,形成两条纵贯全体的黑线。头盘在中间,扁圆形,眼大而下凹陷,有光泽。上唇鳞8枚,第4、5枚入眶,颊鳞1枚,眼前下鳞1枚,较小,眼后鳞2枚。脊部高耸成屋脊状。腹部剖开边缘向内卷曲,脊肌肉厚,黄白色或淡棕色,可见排列整齐的肋骨。尾部渐细而长,尾下鳞双行。剥皮者仅留头尾之皮鳞,中段较光滑。气腥,味淡。

【附注】

乌梢蛇肉为不规则的片或段,长2~4cm,淡黄色至黄褐色。质脆。气腥,略有酒气。本品系乌梢蛇去头及鳞片后,用黄酒闷透,除去皮骨,干燥。每100kg乌梢蛇,用黄酒20kg。

【餐饮举例】

乌梢蛇酒。

【文献记载】

《中华本草》第9册,第二十六卷,416~419页。以乌梢蛇(《本草纲目》)为正名收载,别名乌蛇(《药性论》)、黑梢蛇(《开宝本草》)、青蛇(《现代实用中药》)、乌风蛇、黄风蛇(《生物学通报》)、剑脊蛇(《中药志》)、黑乌梢、三棱子(《四川中药志》)等。去内脏后的干燥全体,甘,平;祛风湿,通经络,止痉。乌梢蛇蜕,甘,平;祛风去翳,解毒消肿。乌梢蛇卵,甘、咸,平;祛风,收涩。

【形态特征】

形体较粗大,头颈部区分不明显,全长可达2m以上。背面灰黑色或黑褐色,其上有两条黑线纵贯全身。老年个体后段色深,黑线不明显,背脊的黄线纵线较为醒目。幼蛇背面灰绿色,其上有四条黑线纵贯全身。颊鳞1,偶有1小鳞,位于其下;框前鳞2,框后鳞2(3);颞鳞2(1)+2;上唇鳞3-2-3式。背鳞16-16(14)-14,中央2~4(6)行起棱。正脊两行棱极强,腹鳞192~205,肛鳞2分,尾下鳞95~137对。生活于沿海平原、丘陵及山区、田野、林下等处。行动敏捷。以鱼、蛙、蜥蜴、鼠等为食。

105 牡 蛎

【来源】牡蛎科动物长牡蛎、大连湾牡蛎或近江牡蛎的贝壳。

【原动物】长牡蛎 *Ostrea gigas* Thunberg、大连湾牡蛎 *Ostrea talienwhanensis* Crosse 或近江牡蛎 *Ostrea rivularis* Gould。

【常用别名】蛎蛤、牡蛤、海蛎子壳。

【性味功效】咸,微寒。重镇安神,潜阳补阴,软坚散结。

【药典与标准】《中华人民共和国药典》(2020年),180页。2002年国家卫生部公布的87种药食同源中药之一。

【药材性状】

长牡蛎 呈长片状,背腹缘几平行,长 10~50cm,高 4~15cm。右壳较小,鳞片坚厚,层状或层纹状排列。壳外面平坦或具数个凹陷,淡紫色、灰白色或黄褐色;内面瓷白色,壳顶二侧无小齿。左壳凹陷深,鳞片较右壳粗大,壳顶附着面小。质硬,断面层状,洁白。气微,味微咸。

大连湾牡蛎 呈类三角形,背腹缘呈八字形。右壳外面淡黄色,具疏松的同心鳞片,鳞片起伏呈波浪状,内面白色。左壳同心鳞片坚厚,自壳顶部放射肋数个,明显,内面凹下呈盒状,铰合面小。

近江牡蛎 呈圆形、卵圆形或三角形等。右壳外面稍不平,有灰、紫、棕、黄等色,环生同心鳞片,幼体者鳞片薄而脆,多年生长后鳞片层层相叠,内面白色,边缘有的淡紫色。

【餐饮举例】

萝卜牡蛎汤、木耳牡蛎汤、牡蛎瘦肉豆腐羹等。

【文献记载】

《中华本草》第9册,第二十五卷,077~081页。以牡蛎(《神农本草经》)为正名收载,别名蛎蛤(《神农本草经》)、牡蛤(《名医别录》)、海蛎子壳、海蛎子皮(《山东中药》)等。咸,微寒;平肝潜阳,重镇安神,软坚散结,收敛固涩。牡蛎肉,甘、温;养血安神,软坚消肿。

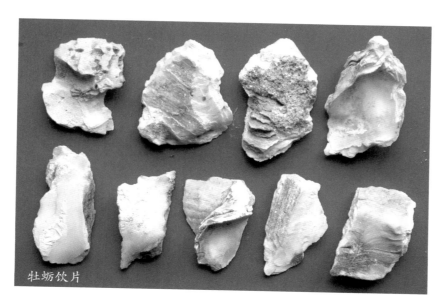

牡蛎饮片

【形态特征】

长牡蛎：贝壳长条形,坚厚,一般长 140~330mm,高57~115mm。左壳稍凹,壳顶附着面小,右壳较平,如盖,背腹缘几乎平行,壳表面淡紫色、灰白色或黄褐色。自壳顶向后缘环生排列稀疏的鳞片,呈波状,层次甚少,没有明显的放射肋。壳内面瓷白色,韧带槽长而宽大,闭壳肌痕大,位于壳的后部背侧,呈棕黄色马蹄形。栖息于潮间带至低潮线以下10多米深的泥滩及泥沙质海底,我国沿海均有分布,为河口和内湾养殖的优良品种。

大连湾牡蛎：贝壳呈类三角形,壳坚厚,一般长55~63mm,高95~130mm。壳顶尖,至后缘渐加宽,右壳较扁平,如盖状,壳顶部鳞片趋向愈合,较厚,渐向腹缘鳞片渐疏松,且起伏呈波状,无明显反射肋。壳表面淡黄色,杂以紫褐色斑纹,左壳突起,自顶部开始有数条粗壮放射肋,边缘肋上的鳞片坚厚翘起。壳内面凹陷如盒状,白色,韧带槽长而深呈长三角形。闭壳肌白色或带紫色,位于背后方。栖息于潮间带的蓄水处及低潮线以下20m左右的岩礁上。分布于我国北方沿海。

近江牡蛎：贝壳呈圆形、卵圆形、三角形或略长,壳坚厚,一般长 100~242mm,高70~150mm。左壳较大而厚,右壳略扁平,表面环生薄而平直的鳞片,黄褐色或暗紫色。壳内面白色或灰白色,边缘常呈灰紫色,凹凸不平,绞合部不具齿,韧带槽长而宽,韧带紫黑色。闭壳肌痕甚大,位于中部背侧,淡黄色,形状不规则,大多为卵圆形或肾形。生活于低潮线附近至水深7m左右的江河入海近处。我国沿海均有分布,山东、福建、广东沿海已人工养殖。

106 阿 胶

【来源】马科动物驴的干燥皮或鲜皮经煎煮、浓缩制成的固体胶。

【原动物】驴 *Equus asinus* L.。

【常用别名】傅致胶、盆覆胶、驴皮胶。

【性味功效】甘,平。补血滋阴,润燥,止血。

【药典与标准】《中华人民共和国药典》(2020年),197~198页。2002年国家卫生部公布的87种药食同源名单中药之一。

【制作方法】

　　将驴皮浸泡去毛,切块洗净,分次水煎,滤过,合并滤液,浓缩(可分别加入适量的黄酒、冰糖及豆油)至稠膏状,冷凝,切块,晾干,即得。

【药材性状】

　　本品呈长方形块、方形块或丁状。棕色至黑褐色,有光泽。质硬而脆,断面光亮,碎片对光照视呈棕色半透明状。气微,味微甘。

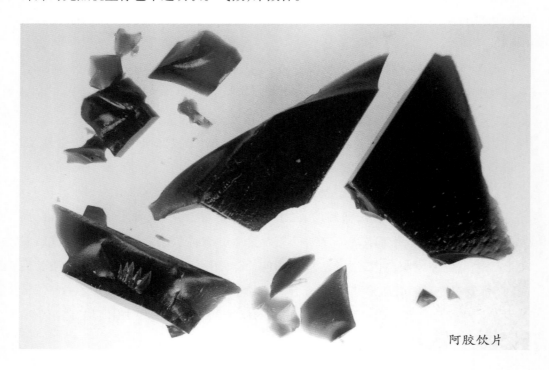

阿胶饮片

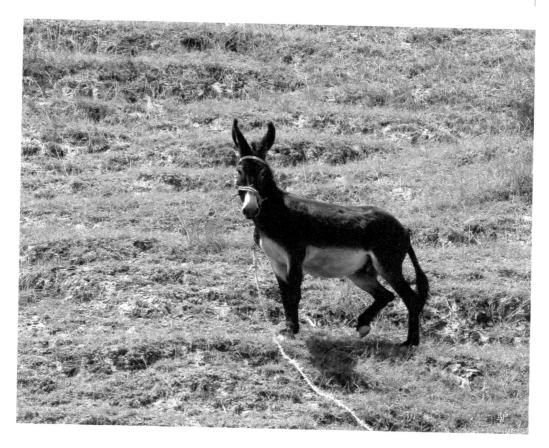

【餐饮举例】

　　阿胶粥、阿胶炖黄酒、阿胶黑芝麻糕等。

【文献记载】

　　《中华本草》第9册，第二十七卷，600~604页。以阿胶(《神农本草经》)为正名收载，别名盆覆胶(《本草经集注》)、驴皮胶(《千金·食治》)等。阿胶，甘，平；补血，止血，滋阴，润燥。

【形态特征】

　　家畜。体型比马小，体重一般在200kg左右。头型较长，眼圆。其上生有一对显眼的长耳。颈部长而宽厚，颈背鬃毛短而稀少。躯体匀称，四肢短粗，蹄质坚硬。尾尖端处生有长毛。体色主要以黑、栗、灰三种为主。

　　性情较为温顺，饲养管理方便。主要以麦秸、谷草为食，也吃高粱、大麦、豆类。我国北部地区均有饲养。

107 鸡内金

【来源】雉科动物家鸡的干燥沙囊内壁。

【原动物】家鸡 *Gallus gallus domesticus* Brisson。

【常用别名】鸡肫皮、鸡黄皮。

【性味功效】甘,平。健胃消食,涩精止遗,通淋化石。

【药典与标准】《中华人民共和国药典》(2020年),202页。2002年国家卫生部公布的87种药食同源名单中药之一。

【炮制】

砂炒鸡内金 将砂子置于锅内,中火炒热,加入同等大小的鸡内金碎块,拌炒至鼓起,酥脆,取出,放凉。表面淡黄色,鼓起或微鼓起,略具焦斑,质松脆。

炒鸡内金 取净鸡内金,整碎分开,置于锅内,中火炒热,炒至表面呈黄色或焦黄色,取出,放凉。呈小块或碎块,微鼓起。

醋鸡内金 取净鸡内金,压碎,置于锅内,文火加热,炒至鼓起,喷醋,取出,干燥(鸡内金100kg,用醋15kg)。表面黄色或焦黄色,微鼓起,质松脆,易碎,略有醋味。

【药材性状】

本品为不规则卷片,厚约2mm。表面黄色、黄绿色或黄褐色,薄而半透明,具明显的条状皱纹。质脆,易碎,断面角质样,有光泽。气微腥,味微苦。

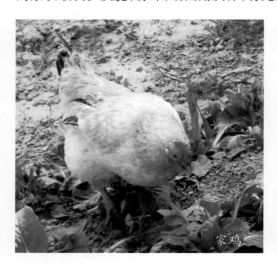
家鸡

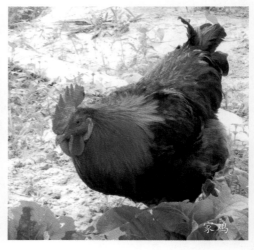
家鸡

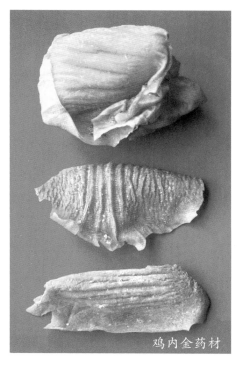

鸡内金药材

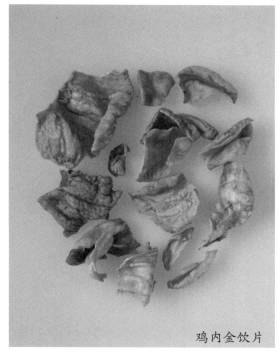

鸡内金饮片

【餐饮举例】

鸡内金红豆粥、鸡内金炒面豆等。

【文献记载】

《中华本草》第9册,第二十六卷,466~472页。以鸡内金(《本草蒙筌》)为正名收载,别名鸡肫内黄皮(《日华子本草》)、鸡肫皮(《滇南本草》)等。鸡内金,甘,平;健胃消食,涩精止遗,消癥化石。

【形态特征】

家禽。嘴短而坚,略呈圆锥状,上嘴稍弯曲。鼻孔裂状,备有鳞状瓣。眼有瞬膜。头上有肉冠,喉部两侧有肉垂,通常呈褐红色;肉冠以雄者为高大,雌者低小;柔垂也以雄者为大。翼短;羽色雌雄不同,雄者羽色较美,有长而鲜丽的尾羽;雌者尾羽甚短。足健壮,跗、距及趾均备有鳞板;趾4,前3趾,后1趾,后趾短小,位略高。雄者跗趾部后方有距。

家鸡因饲养杂交的关系,品种繁多,形体大小及毛色不一。

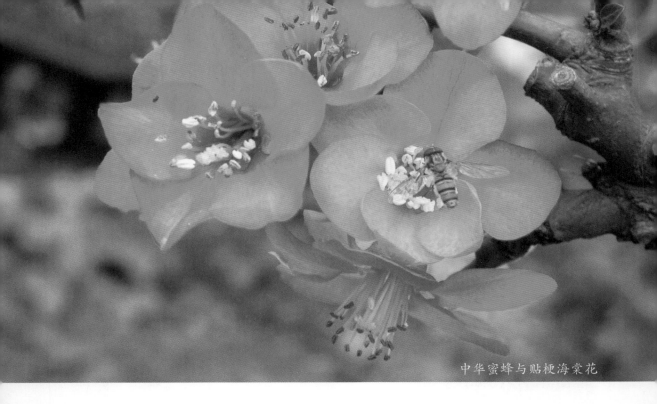

中华蜜蜂与贴梗海棠花

108 蜂 蜜

【来源】蜜蜂科昆虫中华蜜蜂或意大利蜂所酿的蜜。

【原动物】中华蜜蜂 *Apis cerana* Fabricius 或意大利蜂 *Apis mellifera* Linnaeus。

【常用别名】食蜜、蜜糖、蜂糖。

【性味功效】甘,平。补中,润燥,止痛,解毒;外用生肌敛疮。

【药典与标准】《中华人民共和国药典》(2020年版一部),374~376页。2002年国家卫生部公布的87种药食同源中药之一。

【采收加工】

　　将蜜置于锅内,加等量的水加温搅拌,待蜜溶解后去水,放置片刻,乘温过滤,除去杂质,再加热蒸发水分即纯品。

【药材性状】

　　本品为半透明、带光泽、浓稠的液体,白色至淡黄色或橘黄色至黄褐色,放久或遇冷渐有白色颗粒状结晶析出。气芳香,味极甜。

【餐饮举例】

蜂蜜柚子茶、薄荷蜂蜜茶、蜂蜜蛋糕、黄芪蜂蜜茶等。

【化学成分】

中华蜜蜂或意大利蜜蜂在蜂巢中酿成的糖类物质,主含葡萄糖、果糖,其他还含有蔗糖、糊精、有机酸、蛋白质、蜡、花粉粒、维生素、过氧化酶、烟酸、泛酸、胡萝卜素及钙、硫、磷、镁、钾、钠、碘等无机元素。

【文献记载】

《中华本草》第9册,第二十五卷,212～216页。以蜂蜜(《本草纲目》)为正名收载,别名食蜜(《伤寒论》)、蜜(《金匮要略》)、蜜糖(《本草蒙筌》)、白蜜(《药性论》)等。蜂蜜:味甘,性平。调补脾胃,缓急止痛,润肺止咳,润肠通便,润肤生肌,解毒。用于脾胃虚弱,脘腹疼痛,既能调补脾胃,又能缓急止痛。用于肺虚久咳,肺燥干咳,津伤咽痛,能润肺止咳。用于肠燥便秘,能润肠通便。

蜂蜜炼后其性转温,是老少皆宜的滋补品。适用于老年体衰,小儿营养不良及病后调养。此外,某些药物炮制时以蜂蜜为辅料,可增强其药效。例如:蜜炙黄芪可增强补气之功;蜜炙款冬花可增强润肺止咳作用。亦可缓和药性、矫味、增加黏合度等。

【形态特征】

中华蜜蜂:又名东方蜜蜂。蜂群由工蜂、蜂王及雄蜂组成。工蜂全体被黄褐色毛,头部略呈三角形。胸部3节。翅2对,膜质透明。足3对,有采集花粉的构造。腹部圆锥形,有毒腺和螫针。腹下有蜡板4对,内有蜡腺,分泌蜡质。蜂王体最大,翅短小,腹部特长,生殖器发达,专营生殖产卵。雄蜂较工蜂稍大,头呈球形,无毒腺和螫针,足上无采集花粉的构造,腹部无蜡板及蜡腺。

意大利蜜蜂:又名西方蜜蜂。体似中华蜜蜂,但较之为大。

以上两种蜜蜂分布很广,全国大部分地区均有养殖。

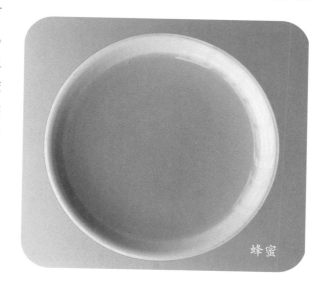

蜂蜜

109 蝮蛇

【来源】蝰科动物蝮蛇除去内脏的全体。

【原动物】蝮蛇 *Agkistrodon halys*(Pallas)。

【常用别名】土锦、地扁蛇、土球子。

【性味功效】甘,温,有毒。祛风,通络,止痛,解毒。

【药典与标准】《浙江省中药材标准》(2017年版)第一册,57页。《吉林省药品标准》(1977年版)药材部分,257页。2002年国家卫生部公布的87种药食同源中药之一。

【采收加工】

　　春夏间捕捉。捕得后剖腹除去内脏,盘成盘状,烘干。

【药材性状】

　　本品呈圆盘状,盘径6~8cm,头居中。体背灰黑色,有的个体有圆形黑斑,背鳞起棱,多脱落。腹面可见剖去内脏的沟槽。脱落的腹鳞长条形,半透明。尾部较短,长6~8cm。质坚韧,不易折断,气腥。

【餐饮举例】

　　蝮蛇酒。

【文献记载】

　　《中华本草》第9册,第二十六卷,434~436页。以蝮蛇(《名医别录》)为正名收载,别名土锦、灰地匾(《本草纲目拾遗》)、地扁蛇(《中国药学大辞典》)、土球子(《东北动物药》)等。蝮蛇,甘,温,有毒;祛风,通络,止痛,解毒。

【形态特征】

　　全长60cm左右。头略呈三角形,与颈部区别明显。背面浅褐色到红褐色,正脊有两行深棕色圆斑,彼此交错排列略并列。背鳞外侧及腹鳞间有一行黑褐色不规则粗点,略呈星状。腹面灰白,密布棕褐色或灰褐色细点。鼻间鳞宽短,排成"八"字,框前鳞2,框后鳞2(3);框下鳞新月形;颞鳞2+4(3);上唇鳞2-1-4。背鳞21(23)-21-17(15)形,中段最外行平滑或均具棱。腹鳞137~173,肛鳞完整,尾下鳞29~45对,少数为单行。生活于平原、丘陵及山地,活动于稻田、耕作区、草地及住宅附近。以鱼、蛙、蜥蜴、鼠等为食。

参考文献

[1] Flora of China Editorial Committee.Flora of China: Volume 1~25.Beijing: Science Press & St. Louis: Missouri Botanical Garden Press.1994–2013.

[2] 中国植物志编委会.中国植物志:第1~80卷.北京:科学出版社, 1961–2004.

[3] 中国科学院植物研究所. 中国高等植物图鉴:第1~5卷.北京:科学出版社, 1985.

[4] 侯宽昭.中国种子植物科属词典.北京:科学出版社,1982.

[5] 国家中医药管理局中华本草编委会.中华本草第1~10册.上海:上海科学技术出版社,1999.

[6] 国家药典委员会.中国药典:一部.北京:中国医药科技出版社,2020.

[7] 国家药典委员会.中国药典:一部.北京:中国医药科技出版社,2015.

[8] 国家药典委员会.中国药典:一部.北京:中国医药科技出版社,2010.

[9] 国家药典委员会.中国药典:一部.北京:化学工业出版社,2005.

[10] 国家药典委员会.中国药典:一部.北京:化学工业出版社,2000.

[11] 国家药典委员会.中国药典:一部.北京:化学工业出版社,1995.

[12] 国家药典委员会.中国药典:一部.北京:化学工业出版社,人民卫生出版社,1990.

[13] 国家药典委员会.中国药典:一部.北京:人民卫生出版社,化学工业出版社,1985.

[14] 国家药典委员会.中国药典:一部.北京:人民卫生出版社,1978.

[15] 国家药典委员会.中国药典:一部.北京:中国医药科技出版社,1963.

[16] 国家药典委员会.中国药典:一部.北京:商务印书馆,1953.